高等医学院校配套实验教材

供临床、预防、口腔、精神医学、护理、药学等专业用

药理学
实验教程

第2版

主　编　辛　勤　王传功

副主编　林丽文　李　军　齐汝霞　王国芳

编　者　（以姓氏笔画为序）

王　清　王传功　王国芳　巴再华

朱凡河　齐汝霞　李　军　李建美

辛　勤　林　娜　林丽文　姚　静

顾　磊　徐兴华　崔立坤　薛建军

人民卫生出版社

·北京·

图书在版编目（CIP）数据

药理学实验教程 / 辛勤，王传功主编 . — 2 版 . —
北京：人民卫生出版社，2021.4（2024.2 重印）
ISBN 978-7-117-31462-6

Ⅰ.①药…　Ⅱ.①辛…②王…　Ⅲ.①药理学 — 实验
— 医学院校 — 教材　Ⅳ.①R965.2-33

中国版本图书馆 CIP 数据核字（2021）第 066216 号

人卫智网	www.ipmph.com	医学教育、学术、考试、健康， 购书智慧智能综合服务平台
人卫官网	www.pmph.com	人卫官方资讯发布平台

药理学实验教程
Yaolixue Shiyan Jiaocheng
第 2 版

主　　编：辛　勤　王传功
出版发行：人民卫生出版社（中继线 010-59780011）
地　　址：北京市朝阳区潘家园南里 19 号
邮　　编：100021
E - mail：pmph @ pmph.com
购书热线：010-59787592　010-59787584　010-65264830
印　　刷：中农印务有限公司
经　　销：新华书店
开　　本：787×1092　1/16　　印张：12
字　　数：292 千字
版　　次：2008 年 8 月第 1 版　　2021 年 4 月第 2 版
印　　次：2024 年 2 月第 2 次印刷
标准书号：ISBN 978-7-117-31462-6
定　　价：39.00 元

打击盗版举报电话：010-59787491　E-mail：WQ @ pmph.com
质量问题联系电话：010-59787234　E-mail：zhiliang @ pmph.com

前　言

药理学实验是药理学教学的重要组成部分。通过药理学实验，不仅可以验证药理学中的基本理论和基础知识，还可以使学生掌握药理学实验的基本操作和技能，更重要的是可以培养学生严谨的工作态度和科学的思维方法，使他们初步具备客观观察、分析、综合和解决问题的能力。

本教材第一篇系统介绍了药理学实验的基础知识及常用实验动物的基本知识与操作技能、药理学实验常用仪器及基本操作、实验结果的整理及实验报告的撰写。第二篇为药理学基础性实验、综合性实验和设计性实验，结合《药理学》教材的内容，既有离体组织器官实验，又有在体实验，既有传统定性实验，又有定量实验，尤其是综合性实验和设计性实验，对培养学生的科研思维、创新能力及综合分析能力具有一定的帮助。第三篇为病例讨论，对培养学生的临床思维具有一定意义。附在本书最后的附表，供师生在做相关实验时查阅。

本实验教材在整体设计、内容选择和实验编排方面经多次讨论、修改和审阅，由济宁医学院药理学教研室和机能学实验室的教师集体完稿，但受经验和水平所限，不足之处在所难免，恳请读者在使用过程中提出宝贵意见和建议，便于今后修订和完善。

辛　勤　王传功

2020 年 12 月

目 录

第一篇

总　论

第一章　药理学实验须知

第一节　药理学实验课的目的和要求

一、目的

药理学实验课的目的在于通过实验,使学生掌握药理学实验的基本方法,了解获得药理学知识的科学途径,验证药理学中的重要理论,更牢固地掌握药理学的基本概念和基本知识。

实验课是培养学生发现问题、分析问题和解决问题能力的重要课程,几乎所有药理学知识都是通过实验而得到的。实验课还能培养学生严肃认真的工作作风和实事求是的科学态度,使学生具备初步的科研能力。

二、要求

为达到上述目的,学生必须做到下列几项。

1. 实验前

(1)仔细阅读实验指导,了解实验目的、要求、方法和操作步骤,领会其设计原理。

(2)了解实验中所用药物的药理作用,明确该药在本实验中的意义,预测可能的实验结果。

(3)结合实验内容,复习有关药理学和生理学等方面的理论知识。

2. 实验时

(1)将实验器材妥善安排,正确装置。

(2)严格按照实验指导上的步骤进行操作,准确计算药量,防止出现意外差错。

(3)认真、细致地观察实验过程中出现的现象,准确记录药物反应的出现时间、表现及发展进程。联系相关理论知识进行思考。

(4)注意节约实验材料。

3. 实验结束后

(1)清洁实验器材,保持室内卫生,将存活或死亡的动物分送至指定地点。

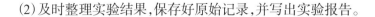

(2)及时整理实验结果,保存好原始记录,并写出实验报告。

第二节　实验结果的整理和实验报告的撰写

整理实验结果和撰写实验报告,是培养学生分析问题等综合能力的重要方法。通过认真科学地总结,可以把从实验过程中获得的感性认识提高到理性认识,明确该实验已证明的问题及已取得的成果,实验中尚未解决的问题或发现的新问题,以及实验设计中或操作中的优缺点等。实验报告反映了学生的实验水平及理论水平。实验报告也是向他人提供研究经验及供本人日后查阅的重要资料,可以为毕业后开展科研工作打下良好的基础。

一、实验结果的整理

实验结束以后应对原始记录进行整理和分析。药理实验结果有计量资料(如血压值、心率数、瞳孔大小、体温变化、生化测定数据和作用时间等)、计数资料(如阳性反应或阴性反应、死亡或存活数等)、描记曲线、心电图、脑电图、照片和现象记录等。凡属计量资料和计数资料的,均应以恰当的单位和准确的数值进行定量的表示,必要时应作统计处理,以保证结论有较大的可靠性。应尽可能地将有关数据列成表格或绘制统计图,使主要结果有重点地表达出来,以便阅读、比较和分析。做表格时,要设计出最能反映动物变化的记录表,记录单个动物的表现时,一般将观察项目列在表内左侧,由上而下逐项填写,而将实验中出现的变化,按照时间顺序,由左至右逐格填写。

将多个或多组动物实验结果进行统计时,一般将动物分组的组别列为纵表头,而将观察记录逐项列为横表头。绘图时,应在纵轴和横轴上画出数值刻度,标明单位。一般以纵轴表示反应强度,横轴表示时间或药物剂量,并在图的下方注明实验条件。如果不是连续性变化,也可用柱形图表示。凡有曲线记录的实验,应及时在曲线图上标注说明,包括实验题目、实验动物的种类、性别、体重、给药量和其他实验条件等。对较长的曲线记录,可选取有典型变化的段落,剪下后粘贴保存。这里需要注意的是,必须以绝对客观的态度来进行裁剪工作,不论预期内的结果或预期外的结果,均应一律留样。

二、实验报告的书写

每次实验后应写好报告,交给负责教师批阅。实验报告要求结构完整、条理分明、用词规范、详略得宜、措辞具有科学性和逻辑性。一般包括下列内容。

1. 实验题目　实验题目一般应包括实验药物、实验动物、实验主要内容等。如"普萘洛尔对麻醉犬的降压作用""普鲁卡因肌内注射对小鼠局部麻醉作用及中毒抢救""强心苷对离体家兔心脏灌流量的影响"等。

2. 实验目的　说明本次实验的目的。

3. 实验方法　当完全按照实验指导上的步骤进行时,也可不再重述;如果实验方法临时有所变动,或者发生操作技术方面的问题,影响观察的可靠性时,应作简要说明。

4. 实验结果　实验结果是实验报告中最重要的部分,需绝对保证其真实性。应随时记录实验现象,实验告一段落后立即进行整理,不可单凭记忆或搁置较长时间后再整理,否则易致遗漏或差错。实验报告上一般只列经过归纳、整理的结果。但原始记录应予保存备查。

5. 讨论 讨论应针对实验中所观察到的现象与结果,联系课堂讲授的理论知识进行分析和讨论。不能离开实验结果去空谈理论。要判断实验结果是否为预期的。如果属于非预期结果,则应该分析其可能原因。讨论的叙述一般是:首先描述在实验中所观察到的现象,然后对此现象提出自己的看法或推论,最后参照教科书和文献资料对出现这些现象的机制进行分析。例如:实验中观察到用药后动物出现了什么现象,提示了该药可能具有什么药理作用,文献曾报道该药可对什么受体有作用,因此,可初步推测该药的这种药理作用可能与其作用于什么受体有关。

6. 结论 实验结论是从实验结果归纳出来的概括性判断,也就是对本实验所能说明的问题、验证的概念或理论的简要总结。不必再在结论中重述具体结果。未获证据的理论分析不能写入结论。

(辛 勤,徐兴华)

第二章　实验动物常识

第一节　常用实验动物的种类及其特点

实验动物是经科学育种、繁殖和饲养的供生物医学实验的动物,具有生物学特性明确、遗传背景清楚、表型均一、对刺激敏感性和反应性一致的特点。实验动物的这些特点有利于获得精确、可靠的结果,并具有良好的可重复性,因而广泛用于生物医学研究。医学研究中常用的实验动物包括小鼠、大鼠、豚鼠、家兔、猫、犬和蟾蜍等。

一、小鼠

小鼠(mouse)属于哺乳纲、啮齿目、鼠科、鼷鼠属、小家鼠种。小鼠胆小怕惊,性情温顺,较易捕捉。喜群居于光线较暗的环境,白化小鼠怕强光,昼伏夜出,对外界环境适应能力较差,对多种病原体易感染。小鼠对外来刺激敏感,操作方便,实验的准确性和一致性较高,是医学实验中用途最广泛和最常用的动物,应用于各种药物的安全性评价和毒性试验、药物筛选实验、生物药效学实验、半数致死量或半数有效量的测定等,也常用于微生物和寄生虫病学、肿瘤学、遗传学、免疫学、老年病学、放射学等相关实验研究。小鼠的品系主要有近交系、突变系和封闭群三大类。

二、大鼠

大鼠(rat)属于哺乳纲、啮齿目、鼠科、家鼠属、褐家鼠种。具有与小鼠相似的优点,但性情不似小鼠温顺,受惊时表现凶恶,易咬人,雄鼠间常发生殴斗和咬伤。大鼠的汗腺不发达,仅在爪垫上有分布,尾巴是散热器官。大鼠的骨骺线不骨化,无扁桃体,肝的再生能力强,有胆管无胆囊,不能呕吐,心电图无 S-T 段,体内能合成维生素 C。用途与小鼠相同,用量仅次于小鼠,尤其适合于在小鼠身上不便于开展的实验,如需血量较大、需要检测多项血液和生化指标的研究项目。

三、豚鼠

豚鼠又称天竺鼠、荷兰猪。属于哺乳纲、啮齿目、豚鼠科。豚鼠性情温顺、胆小,不咬人,喜欢生活在清洁、安静的环境中。豚鼠可分为短毛、长毛和刚毛三种。短毛豚鼠的毛色光亮而紧贴身,生长迅速,抵抗力强,饲养管理要求低,可用于实验。在机能学实验中,常用于听力学研究、离体心房实验及钾代谢紊乱、酸碱代谢紊乱、肺水肿等实验。豚鼠对结核分枝杆菌敏感,是用于抗结核病药物实验的常用动物。此外,豚鼠易致敏,是筛选抗过敏药物的首选动物。也适用于各类传染病学、药理学、营养学的实验研究,还用于细菌、病毒的诊断学研究以及变态反应疾病的实验研究和内耳及听神经疾病的研究,也常用于离体心脏实验研究。

四、家兔

家兔属哺乳纲、兔形目、兔科,为食草哺乳动物。家兔的品种很多,在实验中常用的有以下四种:①青紫蓝兔:体质强壮,适应性强,易于饲养,生长较快;②中国本兔(白家兔):与青紫蓝兔相似,但抵抗力不如青紫蓝兔;③新西兰白兔:是引进的优良品种,成熟兔体重为4~5.5kg;④大耳白兔:耳朵长、大,血管清晰,皮肤白色,但抵抗力较差。家兔性情温顺、胆小怯懦、惊疑,易驯养、繁殖率高,喜欢生活在干燥凉爽的环境,耐寒冷但不耐潮湿炎热。家兔是常用的实验动物,在机能学实验中常用于血压及呼吸的调节、钾代谢障碍、酸碱代谢紊乱、水肿、缺氧、炎症、发热、弥散性血管内凝血、休克、心功能不全、肝性脑病等的研究。

五、青蛙和蟾蜍

二者均属两栖纲、无尾目,蟾蜍属蟾蜍科,青蛙属蛙科。它们是脊椎动物由水生向陆生过渡的中间类型,其品种很多。在生理学、药理学和病理生理学等教学实验中经常被应用。青蛙和蟾蜍的心脏在离体情况下仍有很久的节律性搏动,可用于心脏功能方面的实验研究。蛙舌和肠系膜是观察炎症及微循环变化的良好标本。利用蛙下肢血管灌注的方法可进行水肿和各种因素对血管作用的实验。用蟾蜍后肢制作坐骨神经-腓肠肌标本,在生理学实验中常用于神经、肌肉兴奋性的观察。此外,蛙类还可以用于肾功能不全等方面的实验。

六、狗

狗属于哺乳纲、食肉目、犬科。狗的嗅觉灵敏,对外环境的适应能力强,对手术的耐受性较强。狗的血液、循环、消化和神经系统等均较发达,与人类相近。狗喜欢接近人,易于驯养,经过训练能很好地配合实验,因而狗广泛用于许多系统的急、慢性实验研究,是良好的实验动物。但因其价格较高,在实验教学中较少应用。机能学实验中常用于血压呼吸调节、尿生成实验、消化系统实验及酸碱平衡紊乱、弥散性血管内凝血、休克等大实验。

第二节 常用实验动物的品系

在实验动物中可将同一种动物按遗传特征分为不同的品系和品种。品系、品种是实验动物分类的基本单位。作为同一个品系、品种,必须具有相似的外貌特征、独特的生物学特性、稳定的遗传性能和共同的遗传来源与结构等特点。目前关于实验动物品系的分类命名尚未统一。现介绍两种主要的分类方法。

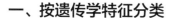

一、按遗传学特征分类

(一)近交系

是指采用 20 代以上的完全同胞兄弟姐妹或亲子(子女与年轻的父母)进行交配,而培育出来的遗传基因纯化的品系。因完全同胞兄弟姐妹交配比较方便而多被采用。如以杂种亲本作为基代开始采用上述近交方式,至少要连续繁殖 20 代才初步育成近交系。因到此时基本接近纯化,品系内个体差异很小,一般用近交系数(F)代表纯化程度。完全同胞兄弟姐妹近交一代可使异质基因(杂合度)减少 19%,即可使纯化程度增加 19%。完全同胞兄弟姐妹或亲子交配前 20 代纯合度的理论值可达 F = 96.8%。然而纯与不纯仅从近交系数来说不足为凭,还要用许多检测遗传学纯度的方法加以鉴定。人们曾经习惯用"纯种"称呼近交系。应用近交系动物有很多优点:①可增加实验结果的精确度,减少重复实验的次数,节省人力物力;②实验结果易为其他实验者重复,实验的可重复性好;③每种近交动物都有其特性,可根据实验目的的不同,而选用不同特性的近交系动物,以增加实验的准确性。

(二)突变品系

突变品系动物是指正常染色体的基因发生了变异的具有各种遗传缺陷的动物。在育种过程中,由于单个基因的突变,或将某个基因导入,或经过多次回交"留种",而建立一个同类突变品系。此类个体中具有相同的遗传基因缺陷或病态,如侏儒、无毛、肥胖症、肌萎缩、白内障、视网膜退化等。现已育成的自然具有某些疾病的突变品系的动物有贫血鼠、肿瘤鼠、白血病鼠、糖尿病鼠、高血压鼠和裸鼠(无毛、无胸腺)等。这些品系的动物被大量应用于相应疾病的防治研究。

(三)杂交一代

又称为系统杂交性动物。由两个近交系杂交产生的子一代称为杂交一代。杂交一代既具有近交系动物的特点,又获得了杂交优势,生命力旺盛,体质健壮,抗病力强,与近交系动物有同样的实验效果。

(四)封闭群

封闭群是指在同一血缘品系内,不以近交方式,而进行随机交配繁殖,经五年以上育成的相对维持同一血缘关系的种群。此类动物具有一定的遗传差异,易大量繁殖,被广泛应用于鉴定性实验。

(五)非纯系

即一般任意交配繁殖的杂种动物。杂种动物生命力旺盛,适应性强,繁殖率高,生长快,易于饲养管理。但杂种动物无固定的遗传学特征,个体差异大,反应性不规则,实验结果的可重复性差。此类动物适用于各种筛选性实验。由于杂种动物比较经济,在教学实验中最常用。

二、按微生物学特征分类

(一)无菌动物

系指在无菌条件下剖宫产取出,在无菌、恒温、恒湿的条件下用无菌饲料饲养的,体表、体内任何部位都检测不出微生物、寄生虫的实验动物。此类动物在细菌学、免疫学、营养学及药理学实验研究中被广泛应用。

（二）指定菌（已知菌）动物

是指将一种或几种已知菌人工接种于无菌动物,使之带有已知菌的动物。

（三）无特殊病原体动物

这种动物带有已知的非病原微生物。以上三种动物统称为悉生动物。

（四）带菌动物

指在一般自然环境中饲养的普通动物,其体表和体内带有多种微生物,甚至带有病原微生物。因其价格低,故常用于实验教学。

第三节 实验动物的选择

用于医学科学实验的动物很多,但每一项科学研究都要求用适宜的实验动物,不能随便选用。对于实验动物的选择,首先根据实验目的和要求选择相应种属、品系的实验动物,其次可考虑选用容易获得、经济、容易饲养管理的动物。实验动物选择的正确与否,是医学实验研究成败的关键之一。

一、实验动物的选择原则

实验动物的选择应遵循以下原则。

1. 在医学研究中,人们利用实验动物某些与人类近似的特性,通过动物实验对人类的生理、疾病、药物作用及机制进行探索和推断。因此,在选择动物时应注意不同种属动物与人的异同点。

2. 选用解剖生理特点符合实验目的的动物。比如在外科手术操作性模型中,体型大的动物比体型小的动物在操作实感上更接近人类,在此情况下应选用猪、狗等大体型的动物。

3. 选用患有类似人类疾病的近交系或突变系动物。许多自发性或诱发性疾病模型能局部或全部地反映人类疾病的过程,这些疾病有的可经遗传方法固定于动物品系之中,有的则可在动物身上诱发复制。因此,选用适当的动物模型研究疾病及药理作用是非常必要的。

4. 选用功能简单又能反映研究指标的动物。进化程度高或结构复杂的动物模型有时会给实验的控制和实验结果的获得带来难以预料的困难。在能反映研究指标的情况下,应尽量选用结构功能简单的动物。

5. 选用与实验设计、技术条件、实验方法等条件相适应的标准化动物。要避免用高精仪器、试剂与低品位动物匹配,或用低性能测试方法与高品位动物相匹配。

6. 在不影响实验质量的前提下选用最易获得、最经济、最易饲养管理的动物。

二、实验动物的选择

（一）种属的选择

在选用实验动物时,尽可能选择结构、功能和代谢特点接近于人类的实验动物。利用动物与人类近似的特性,通过实验可以对人类生理、疾病、药物作用进行推断。不同种属的动物对于同一致病刺激物和病因的反应不同。例如,豚鼠易于致敏,适用于过敏反应或变态反应的研究。家兔体温变化灵敏,故常用于发热研究。狗、大鼠、家兔常用于高血压的研究。小鼠常用于药物筛选和肿瘤研究。

（二）动物品系的选择

同一种动物的不同品系,对同一刺激物的反应存在明显的差异。例如:以嗜酸性粒细胞为变化指标,C57BL 小鼠对肾上腺皮质激素的敏感性比 DBA 小鼠高 12 倍;津白Ⅱ号小鼠容易致癌,津白Ⅰ号小鼠则不易致癌。

（三）实验动物的个体选择

同一品系的实验动物由于存在着个体差异,对同一刺激物的反应不尽相同。个体差异的形成原因与年龄、性别、生理状态和健康情况等有关。

1. 年龄　年幼动物一般较成年动物敏感。应根据实验目的选用适龄动物。在选择实验动物年龄时,应注意各种实验动物之间、实验动物与人之间的年龄对应,以便进行分析和比较。一般而言,急性实验多选用成年动物,慢性实验最好选用年轻一些的动物。动物的年龄一般可按体重来推算,大体上成年小鼠为 20~30g;大鼠为 180~250g;豚鼠为 450~700g;家兔为 2.2~2.5kg;狗为 9~15kg。减少同一批实验动物的年龄差别,可以增加实验结果的准确性。

2. 性别　许多实验证明,不同性别实验动物对同一致病因素的反应不同。例如,心脏缺血再灌注损伤实验和氨基半乳糖诱发实验性肝细胞性黄疸实验,用雄性大鼠比用雌性大鼠容易成功。如实验对动物性别无特殊需要,宜在各组中选用雌雄动物各半。如已证明性别对实验无影响时,可雌雄不拘。

3. 生理状态　动物在特殊生理状态,如怀孕、哺乳期时对外环境因素作用的反应性较正常生理状态下有很大差异。在选择实验动物时应予以考虑。

4. 健康情况　实验证明,动物处于衰弱、饥饿、寒冷、炎热、疾病等情况下,实验结果很不稳定。因此,实验应选择健康状况良好的动物。健康状况良好的哺乳类动物表现为:发育良好,皮毛清洁柔软而有光泽,眼睛明亮,行动敏捷,反应灵活,食欲良好,呼吸均匀,眼鼻部均无分泌物流出,腹部无膨隆,肛门区清洁无稀便及分泌物,外生殖器无损伤、无脓痂及分泌物,爪趾无溃疡和结痂。

第四节　实验动物的编号标记方法

动物实验时,为了更好地观察每个动物的变化情况,常在实验前进行随机分组并编号标记。动物不同标记方法也不一样,较大动物如猴、狗、猪、兔和猫等可挂用金属牌,牌上标明编号,也可在其背或耳上烙印编号,一般适用于慢性实验。急性实验主要采用化学染料染色编号,最常用苦味酸溶液(30~50mg/ml)涂染成黄色。

一、狗

1. 将号码按实验分组编号烙在拴狗颈部的皮带圈上,将此颈圈固定在狗颈部。

2. 将号码烙压在铝质或不锈钢的号码牌上,用铁丝穿过金属牌上的小孔,固定在狗链条上。此种方法简便实用。

3. 在狗右侧背部的被毛上剪出号码。此法编号清楚可靠,常采用。

二、兔和豚鼠

1. 烙印法　即用号码烙印钳将号码印在兔和豚鼠的耳朵上。事先用蘸有酒精的棉球擦净动物的耳朵,再用烙印钳烙上号码,然后在该部位用棉球蘸上溶在乙醇里的黑墨或煤烟涂抹。有时也采用人工针刺号码法,刺后涂上酒精黑墨液。

2. 染色标记法 即用毛笔蘸取化学药品涂染动物背部或四肢一定部位的被毛,代表一定的编号。经常应用的涂染化学药品有:①红色:0.5% 中性红或品红溶液;②黄色:3%~5% 苦味酸溶液;③咖啡色:2% 硝酸银溶液;④黑色:煤焦油的乙醇溶液。

一般在白色家兔被毛上标号,最常用的是 2% 硝酸银溶液,其次为苦味酸溶液。如用硝酸银溶液涂写,则需在日光下暴露 10min 左右,才可在涂写处见到清晰的咖啡色号码字样。其咖啡色的深浅,决定于在日光下作用时间的长短和日光的强弱。涂写时,实验者最好戴上手套,以避免硝酸银溶液溅在手上。

编号的原则是"先左后右,先上后下"。一般习惯上以涂染在左前腿为 1,左腰部为 2,左后腿为 3,头部为 4,背部为 5,尾基部为 6,右前腿为 7,右腰部为 8,右后腿为 9。如果动物编号超过 10,需要编 10~100 个号码时,可采用在上述动物的不同部位,再涂染另一种涂染剂斑点,来表示相应的十位数,即左前腿上为 10,左腰部为 20,以此类推。如果把红色斑点记为十位数,黄色斑点记为个位数,则在左前腿上标记红色和黄色斑点,表示为 11;如果红色标记在左腰部,而黄色标记在左后腿上,是 23,以此类推。

三、大鼠、小鼠

1. 染色标记法 编号方法及使用的化学涂染剂同上述兔染色标记法。最常用的化学涂染剂是 3%~5% 苦味酸溶液(图 2-4-1)。

2. 剪耳法 即在鼠耳不同部位剪一小孔表示一定的号码,常以右耳代表个位,左耳代表十位,按图 2-4-2 可剪成 0~99 号。此种方法常在饲养大量动物时采用。

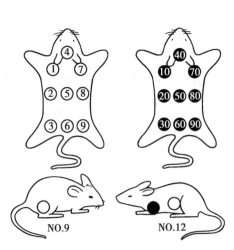

图 2-4-1 小鼠和大鼠标号图示

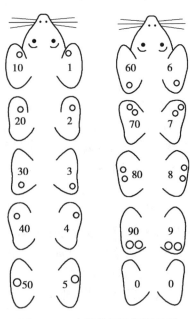

图 2-4-2 小鼠剪耳法标记号码

第五节　实验动物的捉拿与固定方法

一、家兔

家兔习性比较温顺,但其爪锐利,应小心捕捉,避免被抓伤。捉拿时,右手抓住家兔的项背近后颈部的皮肤,轻轻提起,再以左手托住家兔臀部,使其体重主要落在左手掌心(图 2-5-1)。捉拿时切忌强提兔耳或某一肢体,或抓提腰背部。在实验操作中常用兔耳进行采血、静脉注射等,所以家兔两耳应尽量保持不受损伤。抓提腰背部可能损伤家兔两肾,也可能造成皮下出血。

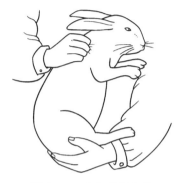

图 2-5-1　家兔的捉拿法

使兔仰卧位时,一手仍抓住颈部皮肤将其翻转,另一手顺腹部抚摸至膝关节,以手臂压住膝关节后,再行捆绑固定。

家兔的固定方法根据实验需要而定,常用兔台或兔盒固定。

1. **兔台固定**　如要做观察血压、呼吸等实验和进行颈、胸、腹部手术时,应将家兔以仰卧位固定于兔手术台上。方法是先以四条 1cm 宽的布带做成活的圈套,前肢系在腕关节以上,后肢系在踝关节以上,然后将家兔仰卧位放在兔台上。头部用兔头固定器固定,将兔的两前肢放平直。把前肢固定带从背部交叉穿过,压住对侧前肢,双侧同时拉紧,固定于兔台的木桩上。后肢分别拉直固定于固定台木桩上(图 2-5-2)。

2. **兔盒固定**　若仅进行兔耳缘静脉注射或取血等操作时,可将兔放入木制或铁皮制的兔盒固定器内,仅使头部及双耳伸出兔盒前壁凹形口,关上兔盒顶盖即可(图 2-5-3)。

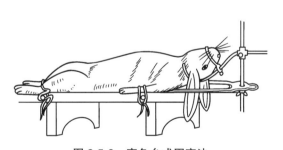

图 2-5-2　家兔台式固定法

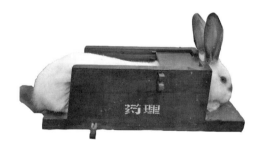

图 2-5-3　家兔盒式固定法

二、小鼠

小鼠比大鼠性情温和,一般无须戴手套捕捉,但也要提防被咬伤。有双手捉拿法和单手捉拿法。双手捉拿时先用右手抓住鼠尾轻轻提起,置于鼠笼或实验台上(请勿悬空,防止其回头咬伤)。在其向前爬行中,用左手的拇指和示指抓住小鼠两耳和颈部皮肤,然后将鼠体翻转向上固定在左手心中,拉直后肢,环指、小指和手掌心夹住背部皮肤和尾部,并调整好动物在手中的姿势(图 2-5-4)。如操作时间较长,也可麻醉后固定于小鼠固定板上。单手捉拿时以左手示指和拇指抓住小鼠尾巴移交给小指与手掌夹住,再用拇指和示指捏住其双耳及头颈部皮肤使之固定。

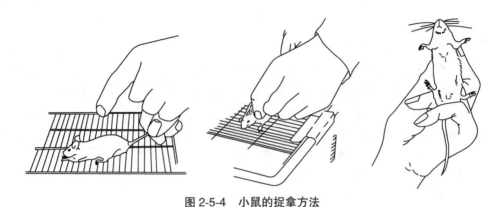

图 2-5-4　小鼠的捉拿方法

三、大鼠

成年大鼠牙齿锋利,易被激怒而伤人。抓大鼠时若操作者不熟练,或者大鼠特别凶猛,操作者最好戴上防护手套(有经验者也可不戴)。右手抓住大鼠尾巴放于鼠笼或粗糙面物体上,轻轻提起尾巴,左手捏住其头颈、背部皮肤,使之固定。也可伸开左手虎口,敏捷地从背部插向腋下,示指放在左前肢前,中指放在左前肢后,拇指置于右前肢后,将头部和上肢固定在手中,再用手掌和其余手指将鼠身握住使其保持仰卧位,之后调整左手拇指位置,紧压在下颌骨上(不可过紧,否则会造成窒息,图 2-5-5)。如需手术,可在麻醉后固定在大鼠固定板上。

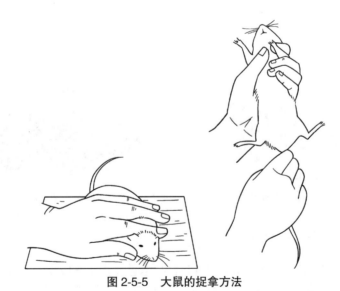

图 2-5-5　大鼠的捉拿方法

四、豚鼠

豚鼠性情温和,一般不伤人。但较为胆小易惊,不宜强烈刺激,所以在抓取时,必须稳、准和迅速。捉拿时,先用右手掌迅速扣住豚鼠背部,抓住其肩胛上方,将手张开,用手指握住其颈部,或握住身体的四周,再拿起来。怀孕或体重较大的豚鼠,应以左手托住其臀部(图2-5-6)。如仅为心脏采血或腹腔注射,使其腹部向上即可操作。如操作时间较长,则需要用绳绑住其四肢固定于豚鼠手术台上。注意若颈部皮肤固定太紧易导致动物窒息死亡。

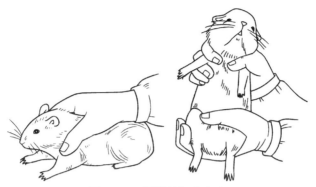

图 2-5-6　豚鼠的捉拿方法

五、蛙类

捉拿蛙类时宜用左手将动物背部贴近手掌固定,以左手示指和中指夹住一侧前肢,拇指及虎口固定另一侧前肢,拉直下肢,并固定于环指和小指之间(图2-5-7)。抓取蟾蜍时,切勿挤压两侧耳部突起的毒腺,以免毒液射入实验者眼中,可先在蟾蜍体部包一层湿布再进行操作。

如需长时间观察,可左手示指和中指夹住蛙两前肢,无名指和小指夹住两后肢,拇指触摸枕骨大孔位置,右手持探针刺入枕骨大孔,破坏其脑脊髓(图2-5-8),或麻醉后用大头针固定在蛙板上(图2-5-9)。

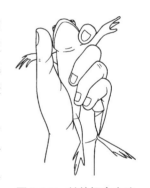

图 2-5-7　蛙的捉拿方法

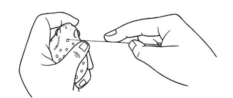

图 2-5-8　破坏蛙脑脊髓的方法

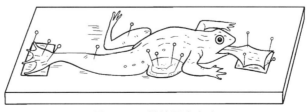

图 2-5-9　蛙的固定方法

六、狗

狗性情较凶恶,为避免其咬伤人,实验前首先要绑扎狗嘴。对驯服的狗绑嘴时,可以从侧面靠近,轻轻抚摸其颈背部的皮毛,然后迅速用固定带绑住其嘴,在上颌打个结,再绕回下颌打第二个结,最后将固定带牵引至头部,在颈项部打第三个结,并多系一个活结(以防麻醉后解脱)(图2-5-10)。注意捆绑松紧度要适宜。对未经驯服的狗,应用狗头钳夹住其颈部,将狗按倒在地,再绑其嘴。如实验需要静脉麻醉时,可先使狗麻醉后,再移去狗头钳,解去绑嘴带,把动物放在实验台上,然后用狗头固定器固定头部,再固定四肢,固定方法与家兔固定法相同。

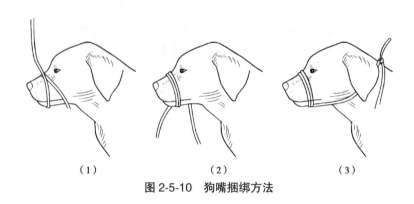

（1）　　　　　　　　（2）　　　　　　　　（3）

图 2-5-10　狗嘴捆绑方法

第六节　实验动物的给药途径与方法

在动物实验中,为了观察药物对机体功能、代谢及形态的影响,需要将药物注入动物体内。给药的途径和方法可根据实验的目的、实验动物的种类和药物剂量等情况而定,常用的给药途径和方法如下。

一、注射给药

1. 皮下注射　注射时用左手拇指及示指轻轻捏起皮肤,右手持注射器将针头刺入皮下,然后把药物注入即可。注意勿将药液注入皮内。皮下注射后的情况见图2-6-1。一般狗、猫多在大腿外侧注射,豚鼠多在大腿内侧或下腹部注射,大鼠可在侧下腹部注射,家兔的颈部、背部皮肤组织疏松且面积大,是适合做皮下注射的部位。小鼠皮下注射应用较多,注射部位可选在腹部两侧,注射方法见图2-6-2A。小鼠背部皮下注射也较为常用,操作时轻轻拉起背部皮肤,将注射针刺

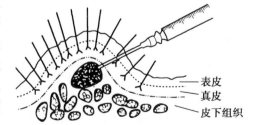

表皮
真皮
皮下组织

图 2-6-1　皮下注射药物情况

入皮下,把针尖向左右摆动,易摆动说明针尖确已刺入皮下,然后注射药液,拔针时,以手捏住针刺部位,防止药液外漏(图2-6-2B),注射药量为 0.1~0.3ml/10g。

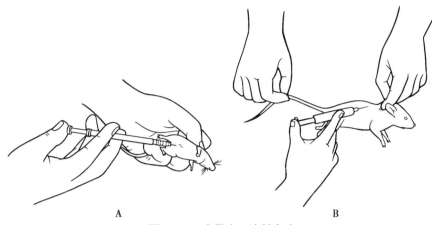

A

B

图 2-6-2　小鼠皮下注射方法

2. 皮内注射　首先将注射部位剪毛,然后用左手拇指和示指按压皮肤,使该部位皮肤绷紧。在两指中间用细针头刺入皮内,使针头向上挑起后稍刺过真皮,将药物缓慢注入皮内。如皮内注射正确,在注药部位可出现一白色小皮丘。

3. 肌内注射　肌内注射一般选肌肉发达或无大血管通过的部位,多选动物臀部。注射时将针头迅速刺入肌肉,回抽无回血,即可进行注射。小鼠因肌肉较少,很少采用肌内注射,若有需要可注射于股部肌肉,多选后腿上部外侧,一处注射量不超过 0.1ml。

4. 腹腔注射　常用于大鼠或小鼠给药。用左手抓紧动物,使腹部向上,右手持注射器,将针头自下腹部中线偏左或偏右刺入皮肤,然后以与腹壁 45° 角穿过腹肌层。回抽注射器,如果没有血液或尿液被抽出,表示针头没有刺入肝脏或膀胱,可以缓慢注入药物(图 2-6-3),否则应重新进针。

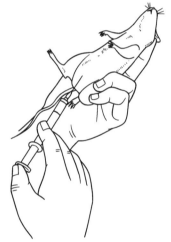

图 2-6-3　小鼠腹腔注射方法

5. 静脉注射　对于不同的实验动物选择的注射部位不同。

(1)家兔:一般采用外侧耳缘静脉注射,家兔耳部血管分布见图 2-6-4。注射前首先拔除注射部位的被毛,然后用手指轻弹注射部位,使此部位耳缘静脉血液充盈显著,然后用左手示指与中指夹住耳缘静脉的近心端,阻断静脉回流,再用拇指和环指固定静脉的远心端。右手持注射器,将针头刺入耳缘静脉,注意应尽量从耳缘静脉的远端刺入,以免第一次注射不成功,可以进行第二次注射。针头刺入静脉以后,小心移动左手拇指将针头固定,然后放松示指和中指,即可将药物注入(图 2-6-5)。

(2)小鼠:一般采用尾静脉注射(图 2-6-6)。小鼠尾静脉有 3 根,左右两侧和背侧各一根,因为两侧尾静脉比较容易固定,应优先选择。注射时先将动物放置在鼠筒或玻璃罩内,使鼠尾部露出来。把尾部在 45~50℃温水中浸润 30s,或用二甲苯涂擦,使血管扩张。用左手拇指和示指捏住尾部末端,右手持注射器,用 4 号细针头,使针头和尾部近似平行进针,即针头与小鼠尾部约呈 3°~5° 夹角刺入尾静脉。若针头已插入血管则推液无阻力,且尾部皮肤不肿胀,注射部位无渗液。否则说明针头并未插入静脉血管,应拔出针头,移向前方静脉重新进针。如需反复注射,应尽可能从尾部末端开始进针,以后稍向尾根部移动注射。

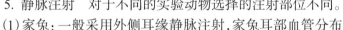

15

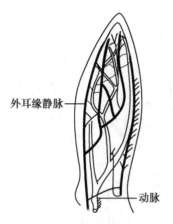

外耳缘静脉

动脉

图 2-6-4 家兔耳缘静脉分布

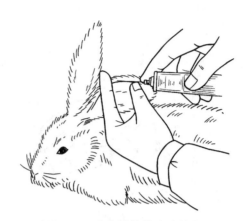

图 2-6-5 家兔耳缘静脉注射方法

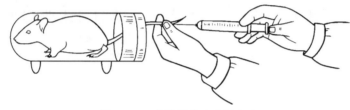

图 2-6-6 小鼠尾静脉注射方法

（3）大鼠：清醒状态下的大鼠一般采用尾静脉注射给药，方法与小鼠相同。麻醉后的大鼠可将其股部内侧皮肤切开或将腹股沟皮肤切开，暴露股静脉或髂静脉，用锋利 4 号针头刺入给药。另外，麻醉大鼠还可从舌下静脉给药。

（4）狗：多选用前肢内侧的头静脉或后肢外侧小隐静脉。注射时先将注射部位剪毛消毒，用手压迫或绷带扎紧近心端，使静脉回流受阻，右手持注射器，自远心端将针头近似平行刺入血管，如有回血，才可松开手或绷带，将药物缓慢注入（图 2-6-7、图 2-6-8）。

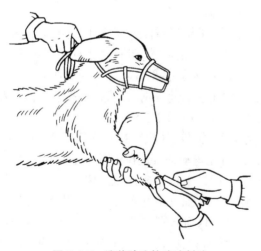

图 2-6-7 狗前肢头静脉注射法

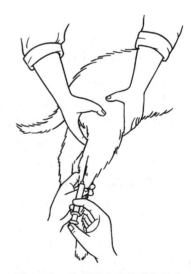

图 2-6-8 狗后肢小隐静脉注射法

(5)蛙或蟾蜍:将蛙或蟾蜍破坏脑脊髓后,仰卧位固定于蛙板上,沿腹中线稍左剪开腹肌翻转,可见一条紧贴腹壁肌肉下行的较粗的静脉,即腹静脉。用左手拇指和示指稍外拉腹壁肌肉,中指向上顶起腹肌,右手持注射器沿血管平行方向刺入(图2-6-9)。

6. 淋巴囊注射　蛙皮下有数个淋巴囊,注射药物比较容易吸收,常用的注射部位是蛙的胸淋巴囊。注射时用左手抓住动物,右手持注射器,将针头自口腔底部刺入肌层,再进入胸皮下淋巴囊注入药液。蛙的皮下淋巴囊分布见图2-6-10。

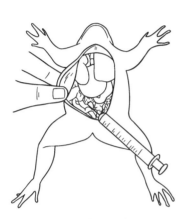

图2-6-9　蛙腹壁静脉注射法

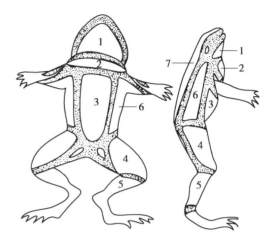

图2-6-10　蛙的皮下淋巴囊分布
1. 颌下囊;2. 胸囊;3. 腹囊;4. 股囊;5. 胫囊;
6. 侧囊;7. 头背囊。

二、经口给药

有口服和灌胃两种方法。口服法是将药物放入饲料或溶于饮水中,令动物自行摄取,此方法虽然简单,但药量不易控制,故一般不采用。所以在急性实验中,经口给药一般采用灌胃法。下面介绍家兔、小鼠、大鼠和豚鼠的灌胃法。

1. 家兔　灌胃时需两人合作:助手取坐位于高脚椅上,将保护披巾披放于双腿上。家兔背向助手,四肢朝外,助手用双膝部内侧用力夹紧家兔双髋部,双手同时固定其头部及前肢。操作者在家兔的上下齿之间插入开口器,慢慢向咽部转动,使舌尖伸出口外并压住,用预置的灌胃管(可用导尿管代替)穿过开口器中央的小孔,沿上颚后壁慢慢插入食管16~20cm。插管过程若遇阻碍,可轻度左右旋转进入。插入完毕后,将导尿管外端放入清水中,若有气泡冒出,表明胃管误入气管,应拔出重插。如无气泡出现,表明已插入胃腔内,即可把药物注入胃内,然后再注入少量清水,将胃管内药物冲入胃内,灌胃完毕后,先拔出胃管,再取下开口器(图2-6-11)。

2. 小鼠　用左手捉持固定小鼠,使口部向上,颈部拉直但不宜过紧,以免窒息。右手持灌胃器,先从小鼠口角插入口腔,再从舌背面紧沿上颚轻轻插入食管内。如灌胃器插入时很顺利,表明已经插入食管,即可将药液注入。如注射顺利,动物安静,呼吸无异常,表明药液已经进入胃内;如动物有强烈挣扎或呕吐动作,则表明药液没进入胃内,必须拔出重插,否则可造成小鼠窒息死亡。一次给药量一般为0.5ml左右(图2-6-12)。

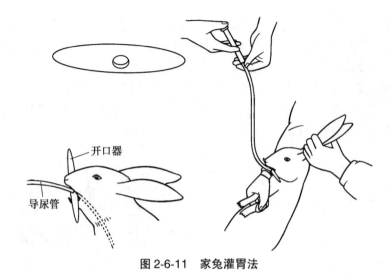

图 2-6-11　家兔灌胃法

3. 大鼠　大鼠灌胃方法基本与小鼠相同,有时需两人配合操作。大鼠的灌胃器一般采用 5~10ml 注射器连接上一个长 6~8cm、直径 1.2cm、尖端为球形的金属灌胃管(图 2-6-13)。

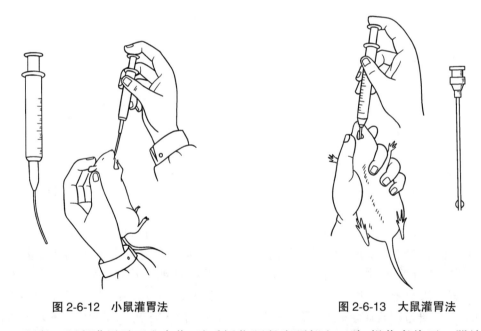

图 2-6-12　小鼠灌胃法　　　　　　　　　图 2-6-13　大鼠灌胃法

4. 豚鼠　豚鼠灌胃需两人合作,助手抓住豚鼠头颈部和四肢,操作者将开口器放入豚鼠口内旋转一下,使舌压在其下,再将塑料管或导尿管从开口器插入 8~10cm,然后注入药液。因豚鼠上腭近咽部有牙齿,易阻止导管插入,应把豚鼠头部与躯体拉直,便于导管避开阻碍而进入食管。

三、经直肠给药

根据动物大小选择不同的导尿管,在导尿管的头部涂上凡士林,使动物取蹲位,助手以左臂及左腋轻轻按住动物的头部及前肢,以左手拉住动物尾巴露出肛门,右手轻握后肢。实验者将导尿管缓慢送入肛门。切记不能粗暴用力,插管深度以 7~9cm 为宜。药物灌入后,应抽取生理盐水将导管内的药物全部冲入直肠内,然后将导尿管在肛门内保留一段时间再拔出。

四、经皮肤给药

经皮肤给药方法主要用于鉴定药物经皮肤的吸收作用、局部作用或致敏作用等。药液与皮肤作用的时间可根据药物性质和实验要求而定。

大鼠、小鼠可采用浸尾方式经尾部组织给药,主要目的是定性地判断药物经皮肤的吸收作用。先将动物放入特制的固定盒内,露出尾部组织,再将尾部组织通过小试管软木塞小孔,插入装有药液或受检液体的试管内,浸泡 2~6h,并观察其中毒症状。如果是毒物,实验时要特别注意,避免人员因吸入受检液所形成的有毒蒸气而中毒。为此,要将试管的软木塞塞紧,必要时可将受检液表面加上一层液体石蜡。为了完全排除吸入的可能性,可在通风橱的壁上钻一小洞,将受检液置于通风橱内,动物尾部组织通过小孔进行尾部试验,而身体部分仍留在通风橱以外。

家兔及豚鼠经皮肤给药的部位常选用脊柱两侧的背侧部皮肤。选定部位后,用脱毛剂脱去被毛,洗净脱毛剂后,放回笼内,至少待 24h 后才可使用。脱毛过程中特别注意不要损伤皮肤。次日仔细检查处理过的皮肤是否有刀伤或过度腐蚀的创口,以及有无炎症、过敏等现象。如有,应暂缓使用,待动物完全恢复。若皮肤准备合乎要求,可将动物固定好,在脱毛区覆盖一面积相仿的中型玻璃罩,罩底用凡士林胶布固定封严。用移液管沿罩柄上开口处,加入待试药物,使受检液与皮肤充分接触并完全吸收后解开(一般 2~6h),然后将皮肤表面仔细洗净。观察时间视实验需要而定。如果是一般的药物,如软膏和各种化妆品,可直接涂抹在皮肤上。药物与皮肤接触的时间根据药物性质和实验要求而定。

第七节 实验动物的麻醉、取血及处死方法

一、实验动物的麻醉方法

在动物实验中,为了减少实验动物的疼痛挣扎,便于手术操作,实验前常需麻醉动物。常用的麻醉方法有局部麻醉和全身麻醉法。

(一)局部麻醉

常用的局部麻醉药是 1% 的普鲁卡因溶液,所需剂量可视麻醉的范围而定,比如家兔颈部手术切口时局部麻醉需用 2~3ml,而股三角部位手术切口用 1~2ml,一般在手术切口部位做局部浸润注射。

局部麻醉时,先用注射器抽取适量 1% 的普鲁卡因溶液,沿着手术切口的方向将针头全部刺入皮下,回抽针栓无回血后,方可将麻醉药物注入,以免因麻醉药物误注入血管而导致动物药物中毒或死亡。推注麻醉药物时,应该一边注射药物,一边向外抽拉注射针头,使局部皮肤表面呈现橘皮样隆起,称皮丘。然后从皮丘进针,向皮下分层注射。在扩大浸润范围时,针尖应从已浸润过的部位刺入,直至手术切口部位完全被浸润麻醉为止。

(二)全身麻醉

全身麻醉方法有两种,即吸入麻醉和注射麻醉。

1. 吸入麻醉 常用乙醚、氯仿吸入法,适用于各种动物。学生实验中常用于对大鼠、小鼠及豚鼠的麻醉,具体操作方法:把实验动物放置于玻璃罩或倒扣的烧杯中,将浸有乙醚的棉球或纱布放入容器中,动物渐渐会被麻醉,然后取出开始实验。若在实验过程中动物开始苏醒,可用蘸有乙醚的棉球放置于动物鼻旁以维持麻醉状态。麻醉过程中应随时观察动物变化,防止麻醉过深而死亡。

吸入麻醉法的优点是麻醉深度易掌握,较安全,麻醉后恢复迅速,适用于实验操作时间短,又需要在清醒条件下观察动物整体变化过程的实验。缺点是乙醚局部刺激作用大,刺激上消化道使黏液分泌增加,而且麻醉快,需密切观察,防止窒息或麻醉过深而死亡。

2. 注射麻醉 是动物实验中最常用的麻醉方法。适用于家兔、狗、大鼠、小鼠等各种动物。注射麻醉多采用静脉注射和腹腔注射给药,另外还可采用肌内注射或淋巴囊注射麻醉。

(1)静脉注射麻醉:根据动物的种类选择静脉血管。大鼠和小鼠多选用尾静脉,家兔多选用耳缘静脉,狗多选用后肢小隐静脉,豚鼠多选用耳缘静脉和后肢小隐静脉注射。注射的方法参照本章第六节。

静脉注射麻醉生效快,无明显兴奋期。麻醉时,常常先缓慢注入麻醉药总量的3/4,如果动物瞳孔缩小到原来的1/4,肌肉松弛、角膜反射迟钝、呼吸减慢,表明药物已经足量。若药量不足时,可1min后再注射剩余药物至总量为止。若麻醉效果不好,则停5min后再注射少量药物,至麻醉深度满意为止。

(2)腹腔注射麻醉:啮齿类动物常用此方法给药。注射部位应在腹部的左、右下侧1/4的部位,因为此处无重要器官。其中家兔在腹部近腹白线1cm处,犬在脐后腹白线侧缘1~2cm处注射。给大鼠、小鼠注射时,左手捉拿动物,使腹部向上,头部略低于尾部,右手持注射器将针头平行刺入达皮下,再向前进针3~5mm,针头能自由活动说明已注入皮下。然后注射器以45°角斜刺入腹肌,进入腹腔,此时可有落空感。回抽注射器,若无回流血液或尿液时即表明未伤及肝脏和膀胱,可缓慢注入药物。

腹腔注射麻醉操作简便,但生效较慢,兴奋现象明显,麻醉深度不易控制。

常用注射麻醉剂的用法和剂量见表2-7-1。

表2-7-1 常用注射麻醉剂的用法和剂量

药品	动物	给药途径	常用浓度/%	剂量/(mg·kg^{-1})	麻醉持续时间/h
戊巴比妥钠	狗、兔	静脉注射	3	1	2~4
	大鼠、小鼠	腹腔注射	2	40~50	
乌拉坦 (氨基甲酸乙酯)	兔	静脉注射	20	750~1 000	2~4
	大鼠、小鼠	肌内或皮下注射	20	800~1 000	
氯醛糖	兔	静脉注射	2	80~100	3~4
	大鼠、小鼠	腹腔注射	2	50	

3. 麻醉效果的观察 动物的麻醉效果直接影响实验的进行和实验结果。如果麻醉过浅,动物会因疼痛而挣扎,甚至出现兴奋状态,呼吸心跳不规则,影响观察。麻醉过深,可使

机体的反应性降低,甚至消失。更为严重的是抑制延髓的心血管活动中枢和呼吸中枢,使呼吸、心跳停止,导致动物死亡。因此,在麻醉过程中,必须善于判断麻醉程度,观察麻醉效果。判断麻醉程度的指标如下。

(1)呼吸:动物呼吸加快或不规则,说明麻醉过浅,可再追加一些麻醉药;若呼吸由不规则转变为规则且平稳,说明已达到麻醉深度;若动物呼吸变慢,且以腹式呼吸为主,说明麻醉过深,动物有生命危险。

(2)反射活动:主要观察角膜反射和睫毛反射,若动物的角膜反射灵敏,说明麻醉过浅;若角膜反射迟钝,麻醉程度适宜;若角膜反射消失伴瞳孔放大,则麻醉过深。

(3)肌张力:动物肌张力亢进,一般说明麻醉过浅;全身肌肉松弛,则说明麻醉适宜。

(4)皮肤夹捏反应:麻醉过程中可随时用止血钳或有齿镊夹捏动物皮肤,若反应灵敏,则麻醉过浅;若反应消失,则麻醉程度适宜。

总之,观察麻醉效果要仔细,上述四项指标要综合考虑,在静脉注射麻醉时还要边注入药物边观察。只有这样,才能获得理想的麻醉效果。

4. 麻醉的注意事项

(1)在使用前应检查麻醉药有无混浊或沉淀,药物配制的时间过久也不宜使用。

(2)静脉麻醉时,速度应缓慢并密切观察麻醉深度。最佳麻醉深度的指标是:皮肤夹捏反应消失,头颈及四肢肌肉松弛,呼吸深慢而平稳,瞳孔缩小,角膜反射减弱或消失。

(3)动物全身麻醉后可使体温下降,要注意保温。

(4)犬、猫或灵长类动物,手术前应禁食 8~12h,避免麻醉或手术过程中发生呕吐。家兔和啮齿类动物无呕吐反射,术前无须禁食。

(5)麻醉过浅,动物出现挣扎、呼吸急促及尖叫等反应时,可补充麻醉药,但一次补充注射剂量不宜超过总量的 1/5。

(6)麻醉过量时,动物可出现呼吸不规则或呼吸停止、血压下降等反应,此时应根据不同情况分别处理,如人工呼吸、注射苏醒剂、升压药等。

(7)注意保持呼吸道的通畅,必要时可做气管插管术。

5. 麻醉过量的处理方法 麻醉过量时,应按过量的程度采用相应的处理方法。如麻醉过程中动物呼吸变得不规则,但血压和心率仍正常时,可施行"人工呼吸 + 苏醒剂"方案;若动物呼吸停止,血压下降,但仍有心跳时,可迅速施行"人工呼吸 +50% 温热的葡萄糖溶液 5~10ml 静脉注射 + 肾上腺素 + 苏醒剂"方案;若动物呼吸停止,心跳极弱或刚刚停止时,用 5% CO_2 和 60% O_2 的混合气体进行人工呼吸,同时注射温热葡萄糖溶液、肾上腺素和苏醒剂,必要时可打开胸腔直接进行心脏按摩。常用的苏醒剂见表 2-7-2。

表 2-7-2 常用苏醒剂及其用法

药品种类	作用中枢部位	效果	浓度/%	剂量/ $(ml\cdot kg^{-1})$	给药途径	对抗何种麻醉剂
咖啡因	大脑	心脏兴奋	10	0.1	静脉注射	吗啡或巴比妥类
苯丙胺	大脑	提高氧化耐受力	1	0.1~1	静脉注射或皮下注射	吗啡或巴比妥类

续表

药品种类	作用中枢部位	效果	浓度/%	剂量/ $(ml \cdot kg^{-1})$	给药途径	对抗何种麻醉剂
印防己毒素	脑干	对呼吸作用特别明显,对循环也有作用	1	(兔)0.1	静脉注射或皮下注射	巴比妥类
尼可刹米	整个中枢神经系统,对延髓呼吸中枢作用极强	同上	10	0.2~0.5	静脉注射或肌内注射	吗啡及其他
山梗菜碱	延髓,特别对呼吸中枢作用强	颈动脉反射加强	1	(兔)0.1~0.5 (狗)0.5~1	静脉注射或皮下注射	吗啡及其他
二氧化碳	呼吸中枢、心血管中枢	呼吸加强、血压升高	5~7	—	吸入	吗啡及其他

二、实验动物的取血方法

(一) 大鼠和小鼠

1. 颈外静脉或颈总动脉取血 适用于反复多次取血。将鼠麻醉,行颈外静脉或颈总动脉分离手术,用注射器沿血管平行方向刺入,抽取所需血量。也可插入导管,反复采血。

2. 心脏取血 将鼠仰卧位固定于鼠固定板上,剪去胸前区被毛。在胸骨左侧第3~4肋间,用左手示指摸到心尖搏动,右手取连有4~5号针头的注射器,选择心搏最强处穿刺。当针头刺入心脏时,血液借心搏的力量进入注射器,即可取血。

3. 尾尖取血 此法供少量采血用。将鼠固定或麻醉,露出尾部,鼠尾浸在45~50℃温水中数分钟,使血管充盈,然后将尾尖剪去1~2mm(小鼠)或3~5mm(大鼠)。从尾根部向尾尖部按摩,血即从断端流出。

4. 球后静脉丛取血 用10cm长的玻璃管,一端烧制拉成直径1~1.5mm的毛细管,长约1cm。事先将玻璃管浸入1%肝素溶液,干燥后使用。取血时左手捏住鼠两耳之间的皮肤固定头部,轻轻向下压迫颈部两侧,以阻断头部静脉回流,使眼球外突(提示球后静脉丛充血)。右手持玻璃管,从内眦部插入,向眼底部方向插入4~5mm,到达球后静脉丛,将玻璃管稍旋转,血液即自行流入管内。拔出玻璃管,放松左手,出血即停止。小鼠一次可采血0.2~0.3ml,大鼠一次可采血0.5~1.0ml。需要时可在数分钟后在同一部位采血多次,或摘取眼球取血。

(二) 家兔

1. 耳缘静脉或耳中央动脉取血 拔去血管表面皮肤上的毛,轻弹耳壳,或用二甲苯涂抹皮肤使血管扩张。待血管充盈后,用注射器可从血管中取血数毫升。也可用针头在耳缘静脉末端刺破血管,待血液漏出取血。

2. 颈外静脉或股静脉直接穿刺或插管取血 方法同大鼠。

3. 后肢小隐静脉取血 将家兔仰卧固定,在胫部上端扎止血带,在胫部外侧浅表皮下可见充盈的静脉。左手两指固定静脉,右手持注射器,经皮穿刺可以取血。

4. 心脏取血 将动物仰卧固定,用左手固定胸壁并稍压迫,限制心脏活动,右手持注射器,从第三肋间胸骨左缘 3mm 处将针头垂直刺入心脏,血即可进入针管,一次可取血 20~25ml。

需要注意以下几点:①动作要迅速,以缩短针头在心脏内的停留时间,避免血液凝固; ②若针头进入心脏仍抽不出血,应将针头稍向后退一点;③针头不可在胸腔内左右摸索,以防损伤心、肺。

(三)豚鼠

1. 耳缘切口采血 将耳消毒后,用刀片割破耳缘,在切口边缘涂上 20% 柠檬酸溶液或 1% 肝素溶液,防止凝血,血可从切口处自动流出。此法每次可采血 0.5ml 左右。

2. 背中足静脉取血 固定动物后,将其右或左后肢膝关节伸直,脚背消毒,找出背中足静脉后,左手拇指、示指拉住豚鼠的趾端,右手持注射针头刺入静脉。拔针后立即出血,呈半球状隆起。用吸管采取后应压迫止血。

3. 心脏取血 方法同家兔。

(四)狗

1. 前肢头静脉或后肢小隐静脉经皮穿刺取血 此法不宜多次取血,且抽血时速度要稍慢,否则会因抽吸速度快,针头吸附血管内壁,血液无法进入注射器。

2. 股静脉或颈外静脉取血 暴露股静脉或颈外静脉,直接穿刺或插管均可,此法适宜多次取血。

三、实验动物的处死方法

1. 颈椎脱臼处死法 适用于小鼠、大鼠。操作者左手将小鼠、大鼠的头固定在实验台上,右手抓住尾巴用力稍向上或平行后拉,使其颈椎脱臼而迅速死亡。此法简便易操作,为常用的处死手段。

2. 空气栓塞处死法 适用于家兔、猫和狗。将家兔放入固定器,裸露两耳,操作者左手固定一耳,右手持抽好空气的注射器,如同耳缘静脉注射一样把注射针头刺入血管,将空气迅速推进,家兔经短时挣扎死亡。此法也适用于猫和狗。家兔和猫一般抽取 10~20ml 空气。狗可注入 70~90ml 空气。

3. 放血处死法 适用于多种动物。用剪刀剪断动物的颈动脉或股动脉,使血液短时间内大量流出致死。以狗为例,用硫喷妥钠 20~30mg/kg 静脉注射麻醉后,暴露其股三角区,用剪刀或手术刀切断股动脉放血并用湿纱布不断擦去股动脉损伤处的凝血块和用自来水冲洗流出的血,以便血液流出通畅,一般可在 3~5min 内死亡,此法对处死后需采集病理切片标本的情况最适用。较小动物如大鼠、豚鼠、家兔等可用剪刀剪断颈动脉直接放血致死。

4. 断头处死法 适用于较小动物,如小鼠、大鼠、豚鼠、蛙等。左手将动物固定,右手持普通剪刀用力将动物头剪下,使动物死亡。

(辛 勤,朱凡河)

第三章 药理学实验的常用仪器及操作技术

第一节 一般仪器和器械的使用

一、换能器

换能器又称传感器,是指将机体生理活动的非电信号转换成与之有确定函数关系的电信号的变换装置。换能器对于生物医学的基础研究和教学都是很重要的,是非电信号测量不可缺少的部分。换能器的种类繁多,原理各异。药理学实验常用的主要有压力换能器和张力换能器两种。

(一)工作原理

药理学实验的常用换能器属于应变式换能器,其工作原理是导电材料在受力(如肌肉收缩时的压力、动脉血压产生的压力)时发生变形,导电材料的电阻率或几何尺寸发生变化,进而使电阻应变片完成非电信号向电信号的转变。张力换能器的内部有一个由敏感元件张力换能器组成的平衡电桥,贴于弹性悬臂两侧。当有外力作用于悬臂时,使之发生位移,使电桥失去平衡,把机械能转换成电信号传出。压力换能器与张力换能器原理相似,把压力的变化转变成电阻的变化,产生电信号输出。

(二)常用换能器

1. 张力换能器 张力换能器可以将各种张力转换成电信号,主要用于记录肌肉收缩曲线,如图 3-1-1。根据被测张力的大小选用合适量程的换能器。常用的换能器有 5g、10g、50g 和 100g 等。

2. 压力换能器 压力换能器主要用于测量血压、心内压、颅内压、胸腔内压、胃肠内压、眼压等。压力换能器根据测量对象的不同,可分为血压换能器(图 3-1-2)和呼吸换能器(图 3-1-3)。

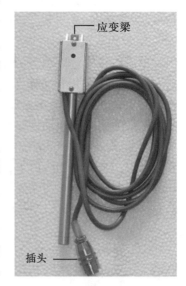

应变梁

插头

图 3-1-1 张力换能器

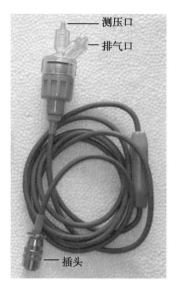

图 3-1-2　血压换能器

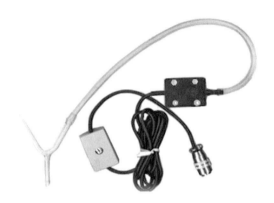

图 3-1-3　呼吸换能器

（三）换能器使用注意事项

1. 在使用时不能用手牵拉弹性梁和超量加载。张力换能器的弹性悬臂梁施加力的极限为规定量程的 2~3 倍，如超过，弹性悬臂梁将不能恢复其形变，即弹性悬臂梁失去弹性，换能器被损坏。压力换能器施加的压力不能超过其量程规定的范围，避免换能器过载。

2. 张力换能器内部没有经过防水处理，水滴入或渗入换能器内部会造成电路短路。

3. 压力换能器不能碰撞，应轻拿轻放。压力换能器的内部由应变丝构成电桥，应变丝盘绕在应变架上，当有碰撞和震动时，应变丝和应变架会发生断丝或变形。

二、离心机

离心机是一种结构复杂的高速旋转机械，它是利用离心力，根据被离心样品物质的沉降系数、浮力、密度的差别，进行分离、浓缩、提取制备样品以及分析测定生物大分子相对分子质量和纯度。其工作方式分为离心过滤、离心沉降及离心分离。

（一）工作原理

离心机的工作原理是利用驱动转头旋转时所产生的离心场力加快样品粒子的沉降速度，把样品中不同沉降系数或浮力密度的物质分离开。

（二）使用方法

1. 检查离心机调速旋钮是否处在零位，外套管是否完整无损和是否垫有橡皮垫。

2. 离心前，先将离心的物质转移入合适的离心管中，其量以距离心管口 1~2cm 为宜，以免在离心时甩出。

3. 将平衡好的套管放在离心机十字转头的对称位置上。把不用的套管取出，盖好离心机盖。

4. 接通电源，转动调速手柄至所需转速，开启开关。

5. 离心完毕，待离心机自行停止转动后，才可打开机盖，取出离心样品。

6. 关闭开关，切断电源。

（三）注意事项

1. 离心机要放在平坦和结实的地面或实验台上，不允许倾斜。

2. 离心机启动后，如有不正常的噪音及振动时，可能离心管破碎或相对位置上的两管重量不平衡，应立即关机处理。

3. 关闭电源后，要等候离心机自动停止。不允许用手或其他物件迫使离心机停转。

三、恒温水箱

药理学实验中用到的主要是超级恒温水浴锅。它的主要功能是保持容器内水的温度恒定，并采用水泵提供循环恒温水，既可以用于离体心脏、平滑肌等离体组织器官实验，又可以作为恒温循环水浴使用。

（一）工作原理

超级恒温水浴箱采用高精度的数字旋转编码器，数字显示。顺时针旋转旋钮增大设定温度值，逆时针旋转减小设定值。循环水流量一般为 5~6L/min。

（二）使用方法

1. 本仪器使用 220V 交流电源，先往水浴箱里加适量水，最好是蒸馏水，切勿使用硬水，以免影响温度灵敏度。

2. 打开右侧面板的电源开关。

3. 旋转温度调节旋钮设定温度，按下温度调节旋钮启动加热。

4. 根据需要开启外循环水泵，使外部实验环境达到要求温度。

（三）注意事项

1. 仪器表面的控制面板要避免水的浸入，使用完毕，尽量使水箱保持清洁干燥。

2. 在未加水前，切勿按下电源开关，以防烧坏电热管。

3. 若长时间不使用，应拔掉电源插头。

4. 不能将药品直接倒入水箱内加热，尤其是有腐蚀性的药品。

四、常用手术器械

（一）手术剪

根据其结构特点，手术剪有尖／钝、直／弯、长／短各型，如图 3-1-4。据其用途分为粗剪刀、组织剪、眼科剪。粗剪刀用于剪被毛、皮肤；组织剪用于剪皮下组织和肌肉；眼科剪刀用于剪断神经、血管等。正确持剪刀法为拇指和环指分别插入剪刀柄的两环，中指放在环指侧的剪刀柄上，示指压在轴节处起稳定和向导作用，如图 3-1-5。

（二）手术镊

手术镊分为有齿镊和无齿镊两种，有长短和粗细之分，如图 3-1-6。用于夹持和提起组织，方便解剖及缝合，也可夹持缝针及敷料等。正确持镊是用拇指对示指与中指，执二镊脚中、上部，如图 3-1-7。

（三）蛙心夹

蛙心夹用于记录蛙类的心脏活动。使用时将其一端夹住心尖，另一端借助丝线连于张力换能器。图 3-1-8 展示了多种类型的蛙心夹。

（四）毁髓针

毁髓针是一种金属制成的探针，主要用于破坏蛙类的脑和脊髓，如图 3-1-9。

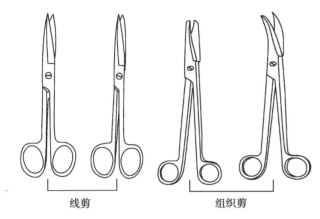

线剪　　　　　组织剪

图 3-1-4　手术剪

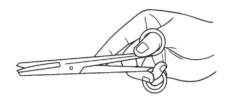

图 3-1-5　持手术剪的姿势

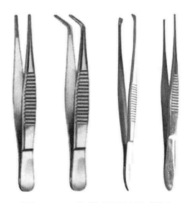

图 3-1-6　各种类型的手术镊

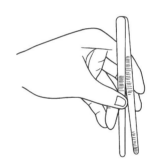

图 3-1-7　手术镊的持镊方法

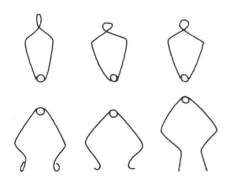

图 3-1-8　各种类型的蛙心夹

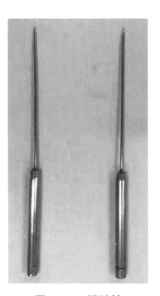

图 3-1-9　毁髓针

（五）玻璃分针

玻璃分针用于分离神经和血管等组织。

（六）血管钳

又称止血钳,主要用于钳夹血管或出血点。血管钳有各种不同的外形和长度,以适合不同性质手术和部位的需要。血管钳主要的不同是齿槽床,齿槽床分为直、弯、直角、弧形(如肾蒂钳)等。除常见的直、弯两种,还有有齿血管钳(全齿槽)、蚊式直血管钳,如图3-1-10。弯血管钳主要用于夹持深部组织或内脏血管出血;直血管钳主要用于夹持浅层组织出血,有时可用于分离组织、协助拔针等;有齿血管钳主要用于夹持较厚组织及易滑脱组织内的血管出血,前端齿可防止滑脱,但不能用以皮下止血;蚊式血管钳主要用于脏器、面部及整形等手术的止血,不宜做大块组织钳夹用。另外,血管钳放开时用拇指和示指持住血管钳一个环口,中指和环指挡住另一环口,将拇指和环指轻轻用力对顶即可,如图3-1-11。血管钳不得夹持皮肤、肠管等,以免组织坏死。

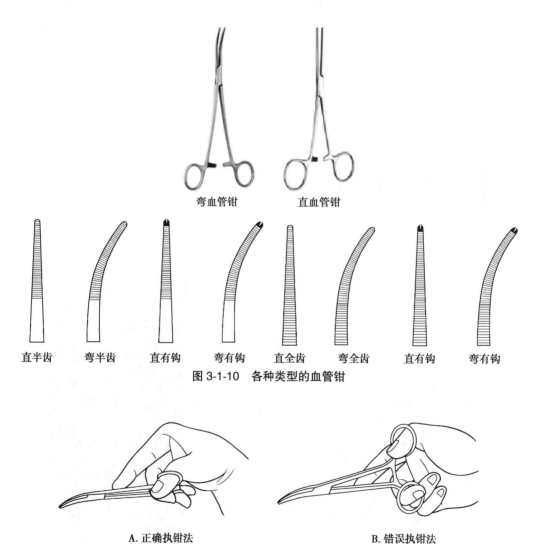

弯血管钳　　　　　直血管钳

直半齿　　弯半齿　　直有钩　　弯有钩　　直全齿　　弯全齿　　直有钩　　弯有钩

图 3-1-10　各种类型的血管钳

A. 正确执钳法　　　　　　　　B. 错误执钳法

图 3-1-11　血管钳的执钳方法

（七）手术刀

手术刀用于切开皮肤或脏器。手术刀分刀片和刀柄两部分,根据手术部位和性质不同,选用不同型号的刀柄和刀片,适应不同的手术。刀片宜用血管钳(或持针钳)夹持安装,避免割伤手指。

执刀方法有以下四种。

1. 指压式　是常用的执刀法,拇指在刀柄下,示指和中指在刀柄上。用于较长的皮肤切口及腹直肌前鞘的切开等,如图 3-1-12。

2. 执笔式　适合于短距离精细操作,用于解剖血管、神经、腹膜切开和短小切口等,如图 3-1-13。

3. 握持式　用于一般切口,如图 3-1-14。

4. 挑起式　全靠在指端用力挑开,多用于脓肿切开,以防损伤深层组织,如图 3-1-15。

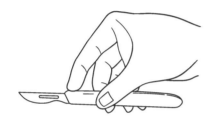

图 3-1-12　手术刀指压式执法

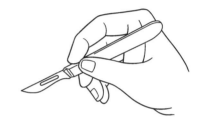

图 3-1-13　手术刀执笔式执法

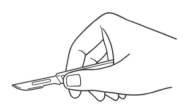

图 3-1-14　手术刀握持式执法

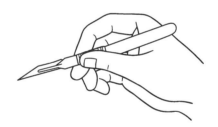

图 3-1-15　手术刀挑起式执法

（八）其他器械

1. 动脉夹　用于狗、兔、鼠的动脉和静脉止血,阻断血管血流。根据血管粗细,选择不同型号的动脉夹。如图 3-1-16。

2. 三通管　可按实验需要改变液体流动的方向,便于静脉给药、输液和描记动脉血压。如图 3-1-17。

3. 气管插管　气管插管由玻璃或金属材料制成,主要用于实验中麻醉动物的气管插入,以维持呼吸或连接人工呼吸机,还可与张力换能器连接记录呼吸频率。如图 3-1-18。

4. 血管插管　分为动脉血管插管和静脉血管插管。动脉血管插管主要用于记录动脉血压,通过三通管与压力换能器相连。静脉插管主要用于给

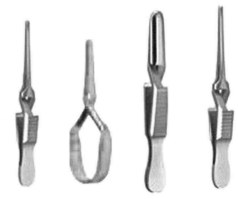

图 3-1-16　各种类型的动脉夹

药和输入液体。如图 3-1-19。

5. 膀胱插管 与导尿管相连后,可用于引流膀胱内的尿液,还可用于尿量的测定。如图 3-1-20。

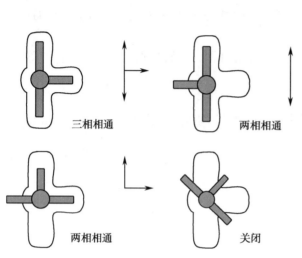

图 3-1-17 三通管的使用方法

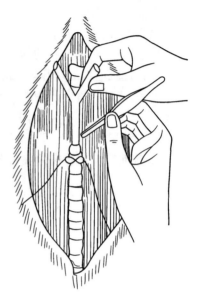

图 3-1-18 气管插管的使用方法

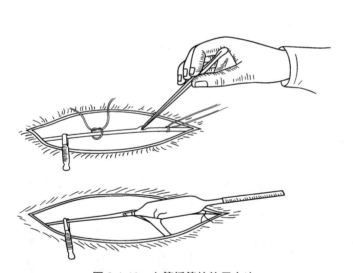

图 3-1-19 血管插管的使用方法

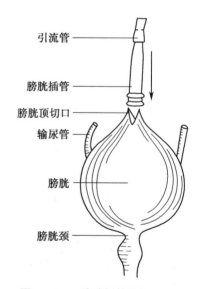

图 3-1-20 膀胱插管的使用方法

第二节 BL-420 系列生物机能实验系统

一、实验系统的原理简介

生物机能实验系统的基本原理是:首先将原始的生物机能信号,包括生物电信号和通过传感器引入的生物非电信号进行放大(有些生物电信号非常微弱,比如减压神经放电,其信号为微伏级信号,如果不进行信号的前置放大,根本无法观察)、滤波(由于在生物信号中夹杂有众多声、光、电等干扰信号,比如电网的 50Hz 信号,这些干扰信号的幅度往往比生物电信号本身的强度还要大,如果不将这些干扰信号滤除掉,那么可能会因为过大的干扰信号致使有用的生物机能信号本身无法观察)等处理,然后对处理的信号通过模数转换进行数字化,并将数字化后的生物机能信号传输到计算机内部,计算机则通过专用的生物机能实验系统软件接收从生物信号放大、采集卡传入的数字信号,然后对信号进行实时处理,一方面进行生物机能波形的显示,一方面进行生物机能信号的存贮。另外,它还要根据使用者的命令对数据进行指定的处理和分析,比如平滑滤波、微积分、频谱分析等。对于存贮在计算机内部的实验数据,生物机能实验系统软件可以随时将其调出进行观察和分析,还可以将重要的实验波形和分析数据进行打印(图 3-2-1)。

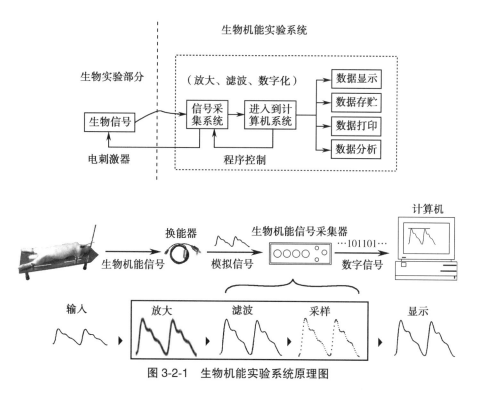

图 3-2-1　生物机能实验系统原理图

二、BL-420 系列生物信号系统硬件

　　BL-420 系列系统前面板如图 3-2-2 所示,共有八个接口(六个输入、两个输出),所有的外界生物信号均通过前面板上的输入通道引入系统。信号采集与输出的器械与导线如图 3-2-3 所示。

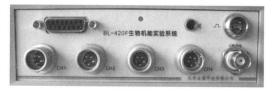

图 3-2-2　BL-420F 系统前面板

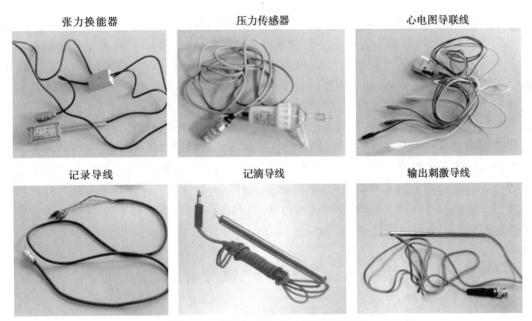

图 3-2-3　信号采集与输出的器械与导线

三、BL-420F 生物信号显示与处理软件主界面介绍

BL-420F 生物信号显示与处理软件的主界面如图 3-2-4 所示。

主界面从上到下依次主要分为标题条、菜单条、工具条、波形显示窗口、数据滚动条及反演按钮区、状态条 6 个部分；从左到右主要分为标尺调节区、波形显示窗口和分时复用区三个部分。在标尺调节区的上方是刺激器调节区，其下方则是 Mark 标记区。分时复用区包括控制参数调节区、显示参数调节区、通用信息显示区和专用信息显示区四个分区，它们分时占用屏幕右边相同的一块显示区域，可以通过分时复用区顶端的 4 个切换按钮在这 4 个不同用途的区域之间进行切换。分时复用区的下方是特殊实验标记选择区。

对于 BL-420F 软件主界面中需要特别说明的是"视"的概念。"视"可以看作为一个用于观察生物波形信号的复合显示窗口，其中包括直接用于观察生物波形的显示窗口和相关的辅助窗口。每一个视均包含有 6 个子窗口，它们分别是：时间显示窗口（用于显示记录数据时间）、4 个通道的波形显示窗口（每个通道对应于一个波形显示窗口）、数据滚动条及反演按钮区（用于数据定位和查找）。

左、右视的设计就使在 BL-420F 软件中同时具有了两套完整的波形显示系统，具有如下优点。首先，在 BL-420F 软件中的左、右视的大小并不固定。我们通过左、右视分隔条可以同时改变左、右视的大小，一个视变大的同时另一个视变小，当我们把左、右视分隔条移动到最左边或最右边，那么其中一个视消失，另一个视变为最大，此时，它具有单视显示系统的全部优点，比如，显示区域最大等。其次，如果左、右视同时出现，在实时实验过程中，我们可以使用右视观察即时出现的波形，同时使用左视观察过去时间的已记录波形。这样，在不暂停或停止实验的情况下，我们可以观察本次实验中任何时段的波形；在数据反演时，可以利用左、右视比较不同时段或不同实验条件下的波形，这些都是单视系统所无法达到的好处。BL-420F 软件主界面上各部分功能清单参见表 3-2-1。

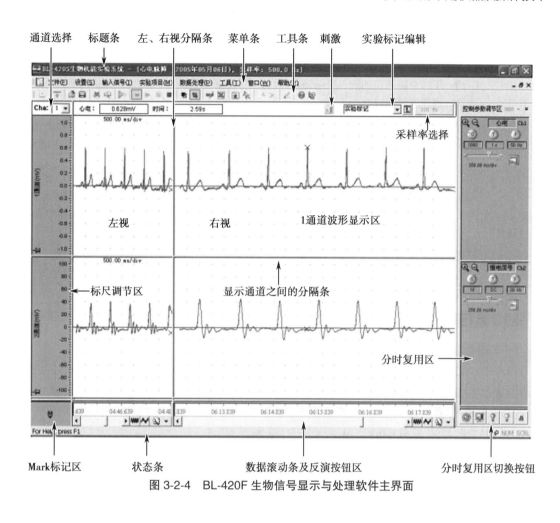

图 3-2-4 BL-420F 生物信号显示与处理软件主界面

表 3-2-1 BL-420F 软件主界面上各部分功能一览表

名称	功能	备注
标题条	显示 BL-420F 软件的名称以及实验标题等信息	
菜单条	显示所有的顶层菜单项,可以选择其中的某一菜单项以弹出其子菜单;最底层的菜单项代表一条命令	菜单条一共有 8 个顶层菜单项
工具条	一些最常用命令的图形表示集合,它们使常用命令的使用变得方便与直观	共有 21 个工具条命令
左、右视分隔条	用于分隔左、右视,也是调节左、右视大小的调节器	左、右视面积之和相等
时间显示窗口	显示记录数据的时间	在数据记录和反演时显示
四个切换按钮	用于在四个分时复用区中进行切换	
增益、标尺调节区	在实时实验过程中调节硬件增益,在数据反演时调节软件放大倍数;选择标尺单位及调节标尺基线位置	
波形显示窗口	显示生物信号的原始波形或数据处理后的波形,每一个显示窗口对应一个实验采样通道	

续表

名称	功能	备注
显示通道之间的分隔条	用于分隔不同的波形显示通道,也是调节波形显示通道高度的调节器	4个显示通道的面积之和相等
分时复用区	包含硬件参数调节区、显示参数调节区、通用信息区和专用信息区四个分时复用区域	这些区域占据屏幕右边相同的区域
Mark 标记区	用于存放 Mark 标记和选择 Mark 标记	Mark 标记在光标测量时使用
状态条	显示当前系统命令的执行状态或一些提示信息	
数据滚动条及反演按钮区	用于实时实验和反演时快速数据查找和定位,同时调节四个通道的扫描速度	实时实验中显示简单刺激器调节参数
特殊实验标记选择区	用于编辑特殊实验标记,选择特殊实验标记,然后将选择的特殊实验标记添加到波形曲线旁边	包括特殊标记选择列表和打开特殊标记编辑对话框按钮

四、运行软件

(一) 启动程序

打开 BL-420F 生物机能实验系统电源,确认 USB 设备已正确连接。双击 Windows 操作系统桌面上 BL-420F 系统的启动图标进入 TM_WAVE 软件主界面。

(二) 菜单说明

首先对 BL-420F 软件中的菜单进行介绍,参见图 3-2-5。

菜单项

文件(F)　设置(S)　输入信号(I)　实验项目(M)　数据处理(P)　工具(T)　窗口(W)　帮助(H)

图 3-2-5　BL-420F 软件的顶级菜单条

BL-420F 软件的顶级菜单条,相当于对菜单命令进行第一次分类,将相同性质的命令放入到同一顶级菜单项下。在顶级菜单条上一共有 8 个菜单选项,它们是:文件、设置、输入信号、实验项目、数据处理、工具、窗口及帮助。

菜单操作的总原则如下。

1. 当打开某一个顶级菜单项之后,会发现其中有一些菜单项以灰色浮雕方式显示,这种灰色浮雕方式显示的菜单项表示在当前的状态下这些菜单命令不能被使用。

2. 当打开某一个顶级菜单项之后,可能会在该菜单的最下面发现两个向下指的黑色小箭头,表明该菜单中有一些不常用的命令被隐藏。如果想看见这个菜单中所有的命令项,只需将鼠标移动到向下指的小箭头上,菜单将自动展开以显示这个菜单上的全部命令。

(三) 实验操作

1. 调零和定标　原则上在整个 BL-420F 的使用过程中只需进行一次放大器的调零定标工作。实验前技术室老师负责此项操作,一般不需要学生操作。

2. 采样与显示　BL-420F 生物机能实验系统软件有四种方法可以进行生物信号采样与显示。

　　第一种方法是从 BL-420F 软件的"输入信号"菜单中为需要采样与显示的通道设定相应的信号种类,然后从工具条中选择"启动波形显示"命令按钮;第二种方法是从"实验项目"菜单中选择自己需要的实验项目;第三种方法是选择工具条上的"打开上一次实验设置"按钮;另外,还可以通过 BL-420F 软件"文件"菜单中的"打开配置"命令启动波形采样。BL-420F 生物信号显示与处理软件将根据选择的信号种类或实验项目为每个实验通道设置相应的初始参数,包括实验通道的采样率、增益、时间常数、滤波、扫描速度等。该初始参数的设置是在基本的生理理论基础以及大量的生理实验基础上获得的,基本上能够满足实验者完成相应实验的要求,如图 3-2-6。

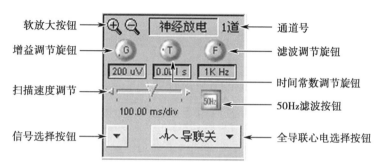

图 3-2-6　BL-420F 软件主界面的参数控制区

　　3. 实验标记的选择与添加　　在实验过程中,往往需要在实验波形有所变化的部分,比如加药前后添加一个实验标记,以明确实验过程中的变化,同时也为反演数据的查找留下依据。

　　在 BL-420F 生物机能实验系统中,有两种类型的实验标记供选择,分别是通用实验标记和特殊实验标记。

　　通用实验标记对所有的实验效果相同,其形式为在通道显示窗口的顶部显示一向下箭头,箭头的前面有一个顺序标记的数字,比如 1、2、3 等,箭头的后方则显示添加标记的绝对时间。添加通用实验标记,只需按下工具条上的"通用实验标记"命令按钮即可。

　　对于特殊实验标记的选择,单击窗口右下角的"打开特殊标记编辑对话框"命令,即可打开"特殊标记编辑对话框"。在该对话框中,可以根据自己的需要选择一组特殊实验标记,如果在对话框中没有所需要的标记组,可以组建新的实验标记组。选择好实验组后,只需按"确定"按钮即可。在一个特殊实验标记组中往往有多个特殊实验标记,在需要添加特殊标记的波形旁边单击一下鼠标左键即可在指定的位置添加上选择的特殊实验标记。

　　添加特殊实验标记时需要注意:当添加了一个特殊实验标记后,如果再想添加另一个特殊实验标记或者重复添加刚才使用过的特殊实验标记,还需再做一次选择,这样可以避免因为在通道窗口上单击鼠标左键而造成错误地添加一个特殊标记。另外,对于特殊实验标记,除了可以在实时实验的过程中进行添加以外,还可以在数据反演时进行添加、编辑或删除等操作。

　　4. "暂停"命令、"保存"命令及退出软件　　如果想暂停一下波形观察与记录,比如,此时正在配制新药,为了减少记录的无效数据占据磁盘空间,可以暂停实验,只需从工具条上选择"暂停"命令按钮即可。

　　当完成本次实验之后,可以选择工具条上的"停止"命令按钮,此时,BL-420F 软件将提示为本次实验得到的记录数据文件取一个名字以便于保存和以后查找,然后结束本次实验。

结束实验后,可以选择开始其他实验或者退出 BL-420F 软件。退出 BL-420F 软件的方法很简单,从"文件"菜单中选择"退出"命令或者单击窗口左上角的"关闭"命令均可。

5. 处理与打印 用鼠标单击顶级菜单条上的"设置"菜单项时,"设置"下拉式菜单将被弹出,包括工具条、状态栏、实验标题、实验人员、实验相关数据、记滴时间、光标类型、通用标记时间显示开关、特殊标记时间显示开关、设置记录时间、扫描显示方式、显示方向和定标13 个菜单选项,其中工具条、显示方向和定标 3 个菜单选项还有二级子菜单。

(1)实验标题:可以通过该命令来改变实验标题,并且可以为同一个实验设置第二个实验标题。见图 3-2-7。

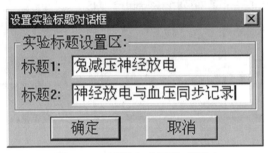

图 3-2-7 设置实验标题对话框

(2)实验人员:选择该命令,将弹出"实验组及组员名单输入"对话框,见图 3-2-8。该对话框用来输入实验人员的名字和实验组号。

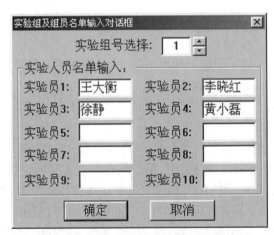

图 3-2-8 实验组及组员名单输入对话框

6. 实验数据反演 在工具条上选择"打开文件"命令,然后选择需要反演的文件名字,按"确定"按钮即可。对于反演的数据,可以拖动显示窗口下面的滚动条来选择不同时间段的数据进行观察和分析;也可以通过窗口下方的滚动条对实验波形在时间轴上进行压缩和扩展,以观察波形的整体发展规律和波形的细节;还可以用反演按钮窗口中的"查找"命令按钮查找所需要的数据;可以选择工具条上的"开始"命令按钮,让反演数据像实时采样数据那样移动起来。

第三节 其他常用仪器

一、紫外 - 可见分光光度计

（一）基本原理

紫外 - 可见分光光度计是基于紫外 - 可见分光光度法原理,利用物质分子对紫外 - 可见光谱区的辐射吸收来进行分析的一种分析仪器。分子的紫外 - 可见吸收光谱是由于分子中的某些基团吸收了紫外 - 可见辐射光后,发生了电子能级跃迁而产生的吸收光谱。由于各种物质具有各自不同的分子、原子和不同的分子空间结构,其吸收光能量的情况也就不会相同。因此,每种物质就有其特有的、固定的吸收光谱曲线,可根据吸收光谱上的某些特征波长处的吸光度的高低判别或测定该物质的含量,这就是分光光度定性和定量分析的基础。

物质的吸光度大小可用光吸收定律,即朗伯 - 比尔定律（Lambert-Beer law）来表述:

$$A=\lg I_0/I=KCL$$

式中 I_0 为入射光强度;

I 为透射光强度;

K 为物质的吸光系数,单位为 L/(g·cm);

L 为溶液的厚度,单位为 cm;

C 为溶液浓度,单位为 g/L;

A 为吸光度。

从以上公式可见,当入射光强度、物质的吸收系数和溶液的厚度不变时,透过光的强度随溶液浓度而变化,吸光度与溶液的浓度成正比。

（二）分光光度计基本结构

紫外 - 可见分光光度计型号繁多,但它们的基本结构相似,都是由光源、单色器、吸光池、检测器和信号显示系统五部分组成(图 3-3-1)。由光源提供连续辐射光,利用单色器将连续光源的入射光色散为红、橙、黄、绿、青、蓝、紫等单色光。单色光照射到吸光池,一部分被样品溶液吸收,未被吸收的光经检测器的光电管将光强度变化转变为电信号变化,并经信号显示系统调制放大后,显示或打印出吸光度 A(或透射比 T),完成测定。

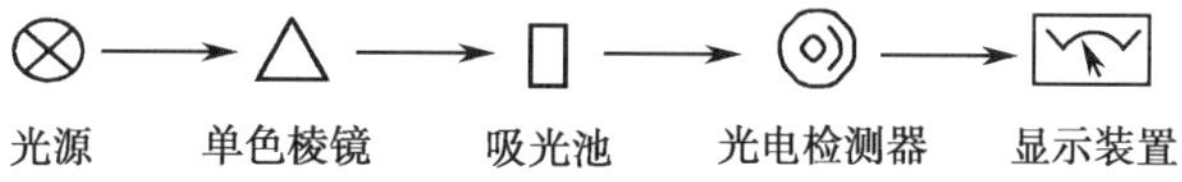

光源　　　单色棱镜　　　吸光池　　　光电检测器　　　显示装置

图 3-3-1　分光光度计原理图

1. 光源

（1）对光源的要求:①要求光源在需要的波长范围能产生具有足够辐射功率的辐射,为调节仪器的参比液入射光强度为透射比 100% 提供条件。②所用的波长具有连续辐射,辐射的强度与相应波长的变化基本平缓、没有突变。③保证测量过程所需时间内辐射功率稳定。

（2）可见光源:用于可见分光光度计的光源有钨灯、卤钨灯,可供给 340~1 000nm 可见及近红外区的连续辐射能。

(3) 紫外光源:用于紫外分光光度计的紫外波段的光源有氢灯、汞灯和氙灯,可供给165~370nm 紫外区连续辐射能。早期的仪器常用光源有氢灯,新型仪器多用氙灯,它的强度大,稳定性好。

2. 单色系统 分光光度计的单色系统是由棱镜或光栅等光学元件组成,将连续辐射光分散成其各组成波长,并从中分出任一所需部分的单色光。一个单色系统包括单色器狭缝、透镜系统和波长调节装置。

(1) 光栅单色器:随着科学技术发展,目前生产的分光光度计大多使用光栅作为色散元件,它的色散原理是光栅衍射。光栅主要有下列优点:①在可见及近红外区比石英棱镜具有更大的色散率;②由温度变化引起的波长误差很小,保证了较高的波长精确度;③光栅在很宽的波长范围内具有相同的色散率。故在固定的狭缝条件下获得单色光的纯度不随波长而变化,并可保证波长线性标尺的准确,更便于自动扫描。

(2) 单色器狭缝:较精密的分光光度计,其狭缝的宽度可调节。狭缝结构应注意防尘;缩小狭缝时,应缓慢旋转狭缝旋钮,以免损伤刀口。

3. 吸收池及样品室

(1) 吸收池:形态通常为长方形,也有圆柱形。其材料(比色杯)用能通过所需光谱的材料制成,常用的有玻璃、石英石。石英石吸收池可用于 190~1 000nm 波长范围,玻璃吸收池只用于 340~1 000nm 波长范围。吸收池的池壁通常是烧结而不是粘结,因而十分牢固,耐酸耐碱,可进行一般溶液的浸泡清洗。

(2) 样品室:样品室有一个可以对应光路平行移动的吸收池座,样品室要求涂墨,应用时样品室盖应盖严,避免外部光线漏入。吸收池有两个、四个或多个池座,但测试样品时要使每一个吸收池都垂直于光路,这就必须靠拉动吸收池座将参比液与被测样品置于光路中。

4. 光电检测器 经溶液吸收后的透射光转换为易于测量的电信号是各类分光光度计的特征之一,或称光电转换器。为适应仪器的设计需要:①光电检测器的波长响应范围应能覆盖仪器工作的全部光谱区域;②对低功率的辐射也有较大响应(灵敏度要高);③对辐射的响应要快速且易放大,同时噪声要低;④产生的电信号与射入其上的光束辐射功率成正比,线性范围愈大愈好。

5. 显示装置 光电检测器输出的光电信号,经放大输出至显示装置。新近设备的显示装置多为数码显示并能与计算机联机。

(三) 755B 型紫外 - 可见分光光度计简介

755B 型紫外 - 可见分光光度计使用方法及操作步骤如下。

1. 开机前检查

(1) 比色器械是否清洁。

(2) 电源开关是否在关的位置。

2. 开机后的初始设定和检查

(1) 打开电源开关,仪器显示 "F755B",按 "MODE" 键,仪器显示 T "∗·∗"。

(2) 检查仪器后面反射镜位置是否是所需要的灯源位置,200~330nm 范围内用氙灯,330~1 000nm 范围用钨灯。预热 30min 后仪器即可使用。

3. 仪器使用

(1) 调节波长旋钮使波长移到所需之处。

（2）四只比色杯,其中一个放入参比试样,其余三个放入待测试样,将比色杯放入样品池内的比色座中,盖上样品池盖。

（3）将参比液推入光路,按"MODE"键,以显示"τ(T)"状态或"A"状态。

（4）按"100%τ"键,显示"T100.0"或"A0.000"。

（5）打开样品盖,按"0%τ"键,显示"T0.0"或"AEI"。

（6）盖上样品池盖,按"100%τ"键,至显示"T 100.0"。

（7）然后将待测样品推入光路,显示样品τ(T)值或A值。

（8）如果将待测试样打印下来,只需按"PRINT"键即可。

（四）注意事项

1. 仪器应稳固安放于工作台上,避免震动,并避开强光直射,避免灰尘及腐蚀性气体。

2. 测定波长在360nm以上时,可用玻璃比色皿;波长在360nm以下时,要用石英比色皿。当光线波长调整幅度较大时,需稍等数分钟才能工作。因光电管受光后,需有一段响应时间。

3. 比色杯盛液量达到容积量的2/3为宜,若不慎使溶液流出比色杯外,必须先用滤纸吸干,再用擦镜纸擦干净才能放入比色座。比色皿外部要用吸水纸吸干,不能用手触摸光学面。

4. 仪器配套的比色皿不能与其他仪器的比色皿单个调换。如需增补,应经校正后方可使用。

5. 仪器连续使用一般不应超过2h。环境温度较高时更不能用电扇直接向仪器吹风,防止灯丝发光不稳定(特别是钨丝灯)。

6. 使用每台仪器前,应首先阅读仪器说明书,了解仪器的基本结构和工作原理,特别是仪器旋钮、按键的功能。

7. 用完比色杯后,应立即用自来水冲洗再用蒸馏水洗干净。若用上述方法洗不干净时可加洗衣粉或洗液用超声波洗涤器清洗,玻璃比色杯可用重铬酸钾-硫酸液浸泡数小时后,再用水洗干净。石英比色杯不能用酸浸泡;严禁用毛刷洗刷比色杯的光学面和加热干燥。

二、动物人工呼吸机

动物呼吸机是常用的实验设备,其控制准确、方便实用,不需要高压气源,潮气量输出精确可调,性能稳定,适用于大白鼠、豚鼠、仓鼠、兔、猫、犬等中、小型动物的人工通气及呼吸管理。在通气过程中有益于心排血量的增加,可延长实验动物的使用期限,广泛用于基础医学、临床医学和动物医学等科学研究实验中的人工呼吸、呼吸管理、动物的急救、呼吸治疗等。以下以HX-300S动物呼吸机为例进行说明。

（一）工作原理

HX-300S动物呼吸机采用定容型正式呼吸,以电机为动力,由驱动电路控制,有节律地输出气流,经吸气管进入动物肺内,使肺扩张以达到气体交换的目的。与人用呼吸机类似,该动物呼吸机可以给出不超出肺部压力的正确的潮气量。

（二）适用范围

1. 适用动物　小鼠、大鼠、家兔、犬。

2. 应用范围　用于呼吸抑制方面的实验研究;用于需手术开胸条件下的动物实验。

（三）操作流程

1. **仪器准备** 主机平置,接上电源,然后将出气及呼气橡胶管通过接口转接头分别接入仪器主机的潮气输出口及呼气口,根据实验动物按图 3-3-2 所示将相应管路连接备用。

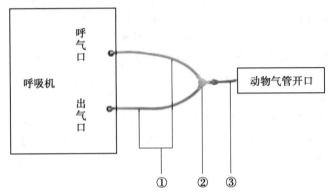

图 3-3-2 动物实验管路连接简明示意图
①气路硅胶管;②三通连接;③气管插管。

说明:根据实验动物不同,相应管路配置略有不同。大、小鼠体型较小,相应管路较细软。由于动物气管口径细小,三通连接后需转接一根与大、小鼠气管管路口径相适配的气管插管(该插管可采用 PVC 管人工拉制而成);家兔和犬体型较大,所配置气路橡胶管也相应略粗,且三通连接口基本与相应动物气管口径相同,因此可直接插入动物气管。

2. **设置仪器参数** 首先根据实验动物选择参考按键,仪器自动显示实验动物的参考实验参数(包括参考实验动物所需的潮气量、呼吸频率、吸呼时比),确认后按启 / 停按键仪器即开始运行;也可根据实际情况自行调节修正各项参数,步骤如下。

(1)潮气量调节:用数字旋转编码器将潮气量、呼吸频率调整到所需位置。顺时针旋转旋钮增大潮气量,逆时针旋转旋钮减小潮气量。每旋转一格,数字增大或减小 0.1,此为微调操作。如果需要大范围粗调,可以用手轻轻向内按下旋钮同时旋转,此时每旋转一格,数字将在微调精度的基础上 10 倍量扩增或递减。

(2)吸呼时比调节:通过数字按键将吸呼时比量调整到所需比率。按下吸呼时比下面相应的按钮即可单独对吸呼比例进行调节。每按下一次相应按钮,其值增加 1。吸和呼的可调范围均在 1~5 之间,当某个数值增加到 5 后,再按下相应按钮则其值变回 1,如此周而复始。所以,吸呼时比可以设定为 1~5 之间的任意比例关系。比如,我们想将吸呼时比设置为 1.25:1,即 5:4,那么将吸的值设为 5,呼的值设为 4 即可。

注意:潮气量、吸呼时比和呼吸频率三者之间会相互制约。比如,当吸呼时比为 1:1,潮气量为 300ml 时,呼吸频率的上限只能达到 33 次 /min。

（四）手术操作

1. **动物准备** 将待测实验动物麻醉后,固定。备皮,颈部开口分离出气管。

2. **气管插管** 用手术剪在气管上做一倒 T 形开口,将气管插管通过 T 形开口插入动物气管。(注:T 形开口要尽量靠近头部,预留出足够长的插管空间;插管时,避免插入过深,防止损害动物气管及肺部。)

3. 确认实验参数　按启动键即开始进行机控呼吸。当动物进行机控呼吸时,应注意观察所选的参数对动物是否适用,在一般情况下,主要是潮气量和呼吸频率的选择是否恰当,如发现不适,应及时修正。

（五）使用注意事项

1. 严禁覆盖呼吸机后面的进气口和出气口。

2. 严禁阻塞呼吸机前的出气口。

3. 勿让任何液体浸入机内,否则会损坏呼吸机,导致危险。

4. 关闭电源后,要等待至少 10s 才能再次打开电源。

常见动物呼吸机参数设置见表 3-3-1。

表 3-3-1　常见动物呼吸机参数设置

动物名称	体重	潮气量 /ml	吸呼比	呼吸频率 /(次·min⁻¹)
小鼠	10g	1~2	5:4	150~180
大鼠	200~250g	6~8	5:4	60~80
家兔	2~2.5kg	35~45	5:4	30~35
小型犬	10~12kg	120~150	5:4	20~25

（姚　静,林　娜,巴再华）

第四章 实验结果的整理与数据处理

第一节 实验结果的整理

实验结果的整理既是对所做实验的工作总结,也是书写实验报告或科研论文的准备工作和必要前提,是药理学实验的基本功之一。实验结果整理是否确切、合理、恰当,直接影响到实验报告或科研论文的质量和水平。

实验结束后应及时对原始记录进行整理分析,整理时需要科学认真的态度,不得用任何方式改变或曲解原始结果,不论实验结果是预期结果还是意外结果,都要实事求是地整理表达。

药理学实验的结果可分为数据资料及图形资料。数据资料又可分为计量资料(如血压值、心率数、生化数据等)及计数资料(如阳性反应数或阴性反应数、死亡数或存活数等)。对数据资料要以统一的单位和正确的数值进行定量的表示,必要时做统计学处理,以保证结论有较大的可靠性。为便于分析比较,可将有关数据用适当的统计表或统计图表示。统计表要求布局合理、表格清晰、表头明确、数据准确。统计图有曲线图、柱形图、圆形图等,可适当选用。绘图时要列出数据刻度,并要标明单位,要有标题及适当的图形注释。图形资料有记录曲线、心电图、脑电图、照片等。整理时要做好标记,内容包括题目、时间、室温、动物或标本、给药记号、给药量等。对较长的曲线可适当地剪裁粘贴,但不能漏掉有意义和价值的曲线部分(包括预期结果及非预期结果)。

第二节 实验数据的分析处理

我们日常所掌握的资料,大多带有样本的性质,在使用、分析或比较这些结果时,应该考虑到抽样误差或生物差异的问题。例如,见到两个均数或百分率不相同时,不能直接从数字表面的差别来作判断,还需要考虑这种差别是否由于抽样误差或生物差异所引起。显著性检验用于检验两组样本统计值之间的差别是否由于抽样误差所引起,以判断差别在统计学上有无显著意义。这种差别通常以 P 值来表示,代表无效假设可以成立的概率。P 值越小,表示无效假设成立的可能越小,两组差别的统计学意义越大。学生实验中常用到的统计方

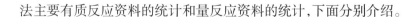

法主要有质反应资料的统计和量反应资料的统计,下面分别介绍。

一、质反应资料的统计方法

质反应资料也称为"计数资料"或"属性资料",用来表示实验结果只有质的区别,数据可以是发生阳性反应或阴性反应的动物数,如死亡与存活、惊厥与不惊厥、平喘与不平喘、扭体与不扭体等。质反应资料通常用百分率来表示,两组以上百分率间差别的显著性检验,通常用 χ^2 检验法进行。

$$\chi^2 = \sum \frac{(A-T)^2}{T} \tag{4.1}$$

用公式(4.1)计算 χ^2 值,要求 T>5,总例数不能过少,否则计算结果不准确,现在一般用 χ^2 校正法代替。

χ^2 校正法的基本公式为:

$$\chi^2 = \sum \frac{(|A-T|-0.5)^2}{T} \tag{4.2}$$

式中 A= 实际数,T= 理论数 $= \dfrac{行合计 \times 列合计}{总合计}$

从式中可以看出,当实际数接近理论数时,χ^2 值更小;实际数离开理论数越大,则 χ^2 值越大。χ^2 值越大,P 值就越小。$\chi^2_{0.05}$ 值可根据自由度查 χ^2 值表,自由度 $(v)=(R-1)(C-1)$,R 为行数,C 为列数,其判断标准为:

$\chi^2 < \chi^2_{0.05}$ 时,$P>0.05$,差异无统计学意义;

$\chi^2 \geq \chi^2_{0.05}$ 时,$P<0.05$,差异有统计学意义;

$\chi^2 \geq \chi^2_{0.01}$ 时,$P<0.01$,差异有显著性意义。

一般 χ^2 检验均指双侧检验,只有在理由充分,事先能肯定甲法阳性率只会高于乙法,不会低于乙法时,才能进行单侧检验。

1. 两组百分率的 χ^2 检验——四格表法 四格表是指两组两分类的资料,适用于考察两种不同处理间的质反应有无差别(表 4-2-1)。

表 4-2-1 四格表的一般形式

组别	显效	无效	合计
给药组	a	b	$a+b$
对照组	c	d	$c+d$
合计	$a+c$	$b+d$	$n=a+b+c+d$

(1) χ^2 校正法

四格表专用公式为: $$\chi^2 = \frac{(|ad-bc|-0.5n)^2 n}{(a+b)(c+d)(a+c)(b+d)} \tag{4.3}$$

a、b、c、d 为四格的实际数,n 为总例数。

例如,有患者 502 人,分别用 A、B 两种疗法治疗,结果见表 4-2-2,问两组间疗效的差别有无统计学意义?

表 4-2-2 两种疗法的疗效比较

组别	有效	无效	合计
A 组	218(207.7)	55(65.2)	273
B 组	164(174.2)	65(54.7)	229
合计	382	120	502

1) H_0 : 假设两组疗效无差别。

2) 计算 χ^2 值：

$$\chi^2 = \frac{(|218 \times 65 - 164 \times 55| - 0.5 \times 502)^2 \times 502}{(218+164)(55+65)(218+55)(164+65)} = 4.204$$

3) 确定 P 值：自由度(v)=1(四格表法的自由度恒等于1)，查 χ^2 值表，$\chi^2_{0.05}$=3.841，$\chi^2_{0.01}$=6.635，本例 χ^2=4.646>$\chi^2_{0.05}$，所以 $P<0.05$。

4) 判断结果：A 组疗效好于 B 组，两组差别有统计学意义。

若用式(4.2)计算，结果相同。

$$\chi^2 = \frac{(|218-207.7|-0.5)^2}{207.7} + \frac{(|164-174.2|-0.5)^2}{174.2} + \frac{(|55-65.2|-0.5)^2}{65.2} +$$
$$\frac{(|65-54.7|-0.5)^2}{54.7} = 4.201$$

(2) 简化直接概率法：四格表中，若有 0 或 1 数据出现，不能用 χ^2 检验。最精确的方法是 Fisher 直接概率法。

计算公式为：

$$P = \frac{(a+b)!(c+d)!(a+c)!(b+d)!}{a!b!c!d!n!} \tag{4.4}$$

但公式(4.4)计算烦琐，而用孙氏简化直接概率法计算简单，结果与 Fisher 直接概率法接近，公式为：

$$P = 2 \times \left(\frac{1+b+2d}{1+b+2d+2c}\right)^b \left(1+\frac{abc}{n}\right) \tag{4.5}$$

式中 a=0 或 1，d 是 a 的对角处值，b、c 与 a 同行或同列。

例如，镇痛实验中，用药组 10 只小鼠 4 只产生扭体反应，对照组 10 只小鼠 9 只产生扭体反应(表 4-2-3)，问该药有无显著镇痛作用？

表 4-2-3 镇痛药对小鼠扭体反应的影响

组别	扭体	无扭体	合计
对照组	9(c)	1(a)	10
用药组	4(d)	6(b)	10
合计	13	7	20

1) H_0 : 假设该药无显著镇痛作用。

2) 计算 P 值：

$$P = 2 \times \left(\frac{1+6+2\times4}{1+6+2\times4+2\times9} \right)^6 \times \left(1 + \frac{1\times6\times9}{20} \right) = 0.065\ 3$$

3)结果判断:P=0.065 3>0.05,两组疗效的差别无显著性,该镇痛药无显著镇痛作用。

2. 行 × 列表的 χ^2 检验 行 × 列表又称 R×C 表(即 R 行 C 列的列联表),主要用于多个样本率比较。

例如,有 142 例高血压患者,分别接受 A、B、C 三种不同方法治疗,结果见表 4-2-4,问三种方法治疗效果有无差别?

表 4-2-4 三种治疗方法对高血压患者的治疗效果

组别	有效	无效	合计	有效率
A 组	24	26	50	48.0%
B 组	37	8	45	82.2%
C 组	30	17	47	63.8%
合计	91	51	142	64.1%

(1)H_0:假设三种疗法治疗效果无差别。

(2)计算 χ^2 值:

$$三组合并有效率 = \frac{91}{142} = 0.640\ 8$$

$$三组合并无效率 = \frac{51}{142} = 0.359\ 2$$

A 组理论有效人数 =50 × 0.640 8=32.0

A 组理论无效人数 =50 × 0.359 2=18.0

B 组理论有效人数 =45 × 0.640 8=28.8

B 组理论无效人数 =45 × 0.359 2=16.2

C 组理论有效人数 =47 × 0.640 8=30.1

C 组理论无效人数 =47 × 0.359 2=16.9

$$\chi^2 = \sum \frac{(|A-T|-0.5)^2}{T} = \frac{(|24-32|-0.5)^2}{32} + \frac{(|26-18|-0.5)^2}{18} + \frac{(|37-28.8|-0.5)^2}{28.8} +$$
$$\frac{(|8-16.2|-0.5)^2}{16.2} + \frac{(|30-30.1|-0.5)^2}{30.1} + \frac{(|17-16.9|-0.5)^2}{16.9} = 10.616$$

(3)确定 P 值:v=(3–1) × (2–1)=2,查 χ^2 值表,$\chi^2_{0.05}$=5.99,$\chi^2_{0.01}$=9.21,本例 χ^2=10.616>$\chi^2_{0.01}$,所以 P<0.01。

(4)结果判断:三种疗法治疗效果的差别有显著统计学意义。

二、量反应资料的统计方法

实验结果可以用具体数值来表示,如血压、心率、电刺激阈、血糖等,均称为量反应资料,又称为"计量资料",其常用形式主要有直接测量值、测量增减值、测量增减百分率值、单位含量测量值、面积(或体积)测量值、评分分值等。

1. 计量资料的三个统计参数——均数、标准差和标准误

(1)均数(average,$\bar{x}$):均数是一组测量数据的算术平均值,它反映这一组数据的趋中性。通过比较两组均数的大小,可反映两组测量数据的差异。其计算公式为:

$$\bar{x} = \frac{\sum x}{n} = \frac{x_1 + x_2 + x_3 + \cdots + x_n}{n} \tag{4.6}$$

式中$\sum$是数学中"总和"的符号,$\sum x$即各x值之和,n是这一组数据的个数。

(2)标准差(standard deviation,s):是一组数据的离散性代表值,在均数加减标准差($\bar{x} \pm s$)范围内约包含2/3的数据,借此可以粗略地核算s的计算有无错误。标准差的计算公式为:

$$s = \sqrt{\frac{\sum x^2 - \frac{(\sum x)^2}{n}}{n-1}} = \sqrt{\frac{\sum (x - \bar{x})^2}{n-1}} \tag{4.7}$$

式中$\sum x^2$是x^2值的总和,$(\sum x)^2$是各x值总和的平方,即:

$$(\sum x)^2 = (x_1 + x_2 + \cdots + x_n)^2$$

(3)标准误(standard error,s_p):代表均数的变异情况。在多次抽样时,各均数的离散情况(均数的标准差)即标准误。

$$s_p = \frac{s}{\sqrt{n}} \tag{4.8}$$

2. t检验(两组均数的显著性检验) t检验主要用以检验量反应资料的两组样本均数之间的差异在统计学上是否有显著意义。t检验要求总体为正态分布或近似正态分布,所比各组的标准差不能相差太大(即方差相齐)。根据两组的基本参数可以算出t值,t值越大,差异越有可能具有统计学意义。t值与P值以及结论的关系如下:

$t < t_{0.05}$时,$P > 0.05$,差异无统计学意义;

$t \geqslant t_{0.05}$时,$P \leqslant 0.05$,差异有统计学意义;

$t \geqslant t_{0.01}$时,$P \leqslant 0.01$,差异有显著统计学意义。

精确的方差齐性检验可采用公式: $$F = \frac{s_1^2}{s_2^2} \tag{4.9}$$

式中取s较大者为s_1,对应的样本量为n_1;s较小者为s_2,对应的样本量为n_2。经下式计算出$F_{0.05}$,若$F \geqslant F_{0.05}$,表示两组方差之差有显著意义,也即两组方差不齐。

$$F_{0.05} \approx 1.2 + \frac{8}{n_1} + \frac{14}{n_2 - 3} \tag{4.10}$$

较为简单的判断方法为:$s_1 / s_2 > 2$,则肯定两组"方差不齐"。

对于数据是否符合正态分布,可按下列步骤进行粗略判断。

(1)求出均值和标准差。如,数据为6、8、8、8、8、9、9、9、20,$n=9$,$\bar{x}=9.44$,$s=4.06$。

(2)求大于和小于均数的例数的差值。本例中,1例大于均数,$n_h=1$,8例小于均数,$n_l=8$,$|n_h - n_l| = 7$。

(3)求内外例数差,即求分布于$\bar{x} \pm 0.65s$范围内外的例数差。本例$\bar{x} \pm 0.65s$的范围为6.8~12.1,2例在范围之外,$n_o=2$,7例在范围之内,$n_i=7$,$|n_o - n_i| = 5$

(4)数据结果判断:若$|n_h - n_l| \geqslant 2\sqrt{n}$,则表示数据在对称性上有偏态;若$|n_o - n_i| \geqslant 2\sqrt{n}$,则表示数据在峰坡性上有偏态。

本例 $2\sqrt{n} = 2\sqrt{9} = 6$，$|n_h - n_l| = 7 > 6$，对称性有偏态。

t 值法有简、繁两式，繁式主要用于两组例数不等且例数较少的场合。药理实验中两组例数的安排基本相等，故常用简式：

$$t = \frac{|\bar{x}_1 - \bar{x}_2|}{\sqrt{\dfrac{s_1^2}{n_1} + \dfrac{s_2^2}{n_2}}}$$ (4.11)

式中 $\bar{x}$、s、n 分别代表均数、标准差及例数，自由度 $(v) = n_1 + n_2 - 2$。

根据自由度查 t 值表可得 $t_{0.05}$ 及 $t_{0.01}$ 值，也可用下式直接求算 t 值。当自由度不小于 10 时，该式可代替三位小数的 t 值表，免除查表之繁。

$$t_{0.05} = 1.96 + \frac{2.375}{v - 1.14}$$ (4.12)

$$t_{0.01} = 2.58 + \frac{4.939}{v - 1.68}$$ (4.13)

例如，两组动物分别给某药和相应的溶媒，测定家兔的凝血时间，结果见表 4-2-5，问该药对凝血时间是否产生影响？

表 4-2-5 药物对动物凝血时间的影响

组别	凝血时间 /s	$\bar{x}$	s
用药组	69,43,72,63,39,55,65,33,66,42	54.7	14.2
对照组	66,37,40,45,28,47,42,30,33,27	39.5	11.6

(1) H_0：假设用药组凝血时间与对照组无显著差别。

(2) 计算 t 值：

$$t = \frac{|54.7 - 39.5|}{\sqrt{\dfrac{14.2^2 + 11.6^2}{10}}} = 2.622$$

(3) 确定 P 值：$v = n_1 + n_2 - 2 = 10 + 10 - 2 = 18$。

$t_{(18)0.05} = 2.101$，$t_{(18)0.01} = 2.878$，本例 $t = 2.622 > t_{(18)0.05}$，所以 $P < 0.05$。

(4) 判断结果：用药组凝血时间明显延长，与对照组相比有显著的统计学意义。

当例数很少，且两组例数不相等时，或所得 t 值与 $t_{0.01}$ 或 $t_{0.05}$ 值相差不到 0.03 时，应当用繁式计算。公式为：

$$t = \frac{|\bar{x}_1 - \bar{x}_2|}{\sqrt{\dfrac{(n_1 - 1)s_1^2 + (n_2 - 1)s_2^2}{n_1 + n_2 - 2} \times \left(\dfrac{1}{n_1} + \dfrac{1}{n_2}\right)}} \quad (v = n_1 + n_2 - 2)$$ (4.14)

3. 配对 t 检验 配对资料是指两组测量资料有一一对应的配对关系。如自身前后对比或每一对象接受两种不同处理等。若用 t 检验就会得到错误结论，这是因为两组均数的显著性检验没有考虑数据中存在的前后对应关系。其实，应当取测量值的差值 (d) 来计算均数及标准差。计算公式为：

$$t = \frac{\overline{d}}{s_{\overline{d}}} = \frac{\overline{d}}{s_d} \times \sqrt{n} \qquad (4.15)$$

式中 $\overline{d}$ 为测量值差值的均数,s_d 为测量差值的标准差(计算公式同前),$s_{\overline{d}}$ 为标准误,自由度 $(v)=n-1$。

例如,某药物用药前后对猫血压的影响,实验结果见表 4-2-6,问该药有无明显降压作用?

表 4-2-6 药物对猫血压的影响

动物	x_1(用药前血压,kPa)	x_2(用药后血压,kPa)	$d=x_1-x_2$	d^2
1	19.45	18.74	0.71	0.504 1
2	19.09	19.15	−0.06	0.003 6
3	18.25	18.00	0.25	0.062 5
4	18.74	18.52	0.22	0.048 4
5	19.00	17.69	1.31	1.716 1
6	17.63	17.75	−0.12	0.014 4
7	17.55	16.28	1.27	1.612 9
8	16.10	15.92	0.18	0.032 4
9	19.02	19.13	−0.11	0.012 1
10	16.07	15.81	0.26	0.067 6
$n=10$			$\sum d=3.91$	$\sum d^2=4.074\ 1$

(1)H_0:假设该药无降压作用。

(2)计算 t 值:将 $\overline{d}=0.391$,$s_d=0.532$,代入公式(1.15):

$$t = \frac{0.391}{0.532} \times \sqrt{10} = 2.324, v = 10-1 = 9$$

(3)确定 P 值:查表,$t_{(9)0.05}=2.262$,$t_{(9)0.01}=3.250$,本例 $t=2.324>t_{(9)0.05}$,所以 $P<0.05$。

(4)结果判断:拒绝无效假设,该药有显著降压作用。

（辛 勤,姚 静）

第五章 实验报告的书写

实验报告是对实验的总结。通过书写实验报告,有助于提高学生分析、解决问题的能力及书写能力,为将来撰写研究论文打下良好的基础。实验结束后应及时认真地独立完成实验报告,交指导老师批阅。实验报告除一般要求的项目(姓名、班级、实验组、时间、地点)外,一份完整的实验报告应包括以下内容。

1. 实验题目

2. 基本信息　注明姓名、学号、班级、组别、日期、指导老师。

3. 实验目的　写清本实验研究的目的。

4. 实验方法　用简练的文字写明大体操作步骤,着重说明所用动物或标本,给药的剂量和途径,如何观察及记录实验结果等。

5. 实验结果　这是实验中最重要的部分,应如实记录实验所得数据,必要时填入表中。如为图形资料,应做好标记及剪贴。

6. 讨论　针对实验中观察到的现象和结果,用已知的理论知识进行分析和解释。分析要有根据,符合逻辑,不可离开实验结果去空谈理论。实验中如得不到预期结果或与别组实验结果不一致,则应仔细分析其可能的原因。

7. 结论　实验结论是从实验结果和讨论中归纳出的概括性判断,也就是本次实验所能验证的概念、原则或理论的简明总结。结论不是单纯地重复实验结果,在实验中没有得到充分证明的理论分析不应写入结论当中。

实验讨论和结论的书写是富有创造性的工作,可反映出学生分析问题、解决问题的能力。学生应开动脑筋,积极思考,严肃认真地对待,不能盲目抄袭书本和他人的实验报告。同学之间可适当开展讨论,以便加深对实验的理解。

（辛　勤,王　清,王传功）

第六章　药物的制剂、剂型及处方学

第一节　药物的制剂与剂型

按照药典或处方配制成的具有一定规格的药物制品称为制剂。制剂应保证药物含量准确、均匀稳定、便于应用和贮存,还应具有较高的生物利用度。制剂的外部形态称为剂型,可依据药物的性质和用药目的的不同,将药物制成各种适宜的剂型,以便充分发挥疗效,减少不良反应而又便于使用。临床常用的剂型按形态分为固体剂型、半固体剂型、液体剂型和气雾剂等。近年来,国内外又陆续研制、应用了一些新剂型。

一、固体剂型

(一)片剂(tablets)

片剂是将原料药物和适宜的辅料均匀混合后制成的圆形或异形的片状固体制剂,其中圆形片在压片过程中受力均匀,因此应用最广泛。现在也可以高质量地压制出各种异形片(如椭圆形、三角形、菱形等)。片剂具有剂量准确、服用方便、物理化学稳定性较好、运输和携带方便、生产成本低等优点,是临床应用最多的一种剂型。根据需要,片剂还可制成下列不同类型。

按制法,片剂可分为压制片和模印片两类。模印片是在药物(及辅料)中加入润湿黏合剂制成可塑性的团块后,用模型塑制成片状后干燥而制得,现代已很少应用模印片。压制片应用较广,药典和习惯上所称的片剂都是指压制片。

1. 普通片剂(compressed tablets)　是指药物与辅料混合压制而成的普通片剂,俗称素片。常用的未包衣的片剂多属这一种,应用广泛,其重量一般为 0.1~0.5g。

2. 包衣片剂(coated tablets)　是指在普通片的表面包被衣膜的片剂。包衣的目的是增加片剂中药物的稳定性、掩盖药物的不良气味、改善片剂的外观等。根据包衣材料不同可分为以下几种。

(1)糖衣片剂(sugar coated tablets):是指外包糖衣(包衣材料是蔗糖)的片剂,如硫酸亚铁糖衣片、小檗碱糖衣片。

(2)肠溶衣片剂(enteric coated tablets):用肠溶高分子材料包衣而制得的片剂,该种片剂在胃液中不溶,在肠液中溶解,可防止药物在胃中破坏以及药物对胃的刺激性等,如阿司匹林肠溶片。

(3)薄膜衣片(film coated tablet):指在片芯之外包一层薄的高分子聚合物衣膜制成的片剂,由于其衣膜比糖衣片衣膜薄得多,所以称为薄膜衣片。如甲钴胺片、三黄片等。

3. 多层片(multilayer tablets) 指由两层或多层构成的片剂。每层含不同的药物和辅料,这样可以避免复方制剂中不同药物之间的配伍变化,或者制成缓释和速释组合的双层片,如胃仙-U双层片、马来酸曲美布汀多层片。

4. 咀嚼片(chewable tablets) 指在口腔中咀嚼后吞服的片剂。常加入蔗糖、薄荷及食用香料等以调节口味。这类片剂较适合小儿服用。咀嚼片常用于维生素类、解热药等片剂;治疗胃部疾患的氢氧化铝、三硅酸镁等制成咀嚼片,可加速崩解,提高疗效。

5. 泡腾片(effervescent tablets) 指含有泡腾崩解剂的片剂,所谓泡腾崩解剂是指碳酸氢钠与枸橼酸等有机酸成对构成的混合物,遇水时二者发生化学反应产生大量气体导致片剂快速崩解。应用时将片剂放入水杯中迅速崩解后饮用,非常适合于儿童、老人及吞服片剂有困难的患者。如维生素C泡腾片。

6. 分散片(dispersible tablet) 在水中能迅速崩解并均匀分散的片剂。水中分散后可直接饮用,也可将片剂直接置于口中含服或吞服。一般来讲,分散片中所含的药物是难溶性的,分散后呈混悬状态,如罗红霉素分散片。

7. 舌下片(sublingual tablets) 指置于舌下使用的片剂。此片剂在唾液中徐徐溶解,通过舌下黏膜快速吸收而发挥全身作用。可避免肝脏对药物的首关效应,主要用于急症的治疗。如硝酸甘油舌下片用于心绞痛的治疗。

8. 口含片(buccal tablets) 是指含于口腔内缓缓溶解而发挥局部或全身作用的片剂。常用于口腔及咽喉疾病的治疗,如复方草珊瑚含片等。

9. 植入片(implant tablets) 指将无菌药片植入到皮下徐徐溶解并吸收的片剂。制成植入片的目的主要是长效。此类片剂多由纯药物制成,一般呈圆柱状,长度不大于8mm,需灭菌并单个避菌包装。植入一片可维持疗效达数月之久,但需手术植入或用特殊的注射器植入。如避孕植入片。

（二）胶囊剂（capsules）

胶囊剂是将药物填装入空心硬质胶囊或密封于弹性软质囊材中制成的固体制剂。根据理化性质,胶囊可分为硬胶囊和软胶囊。

1. 硬胶囊(hard capsules) 是指采用适宜的制剂技术,将药物制成粉末、颗粒、小片、小丸等,充填于空胶囊中制成的胶囊剂。

2. 软胶囊(soft capsules) 是指将液体药物直接包封,或将药物与适宜辅料制成溶液、混悬液、半固体或固体,密封于软质囊材中制成的胶囊剂,俗称胶丸。

（三）散剂（powders）

是指药物与适宜的辅料经粉碎、均匀混合而制成的干燥粉末状制剂,供内服或外用,如冰硼散、脚气粉等。

（四）颗粒剂（granules）

颗粒剂是指将原料药物与适宜的辅料混合制成的具有一定粒度的干燥颗粒状制剂,如四环素颗粒剂。近年来,以中草药为原料,根据汤剂的特点,创制出一种颗粒性散剂,服用时加水冲服,故又称冲剂,如板蓝根冲剂。

（五）膜剂（films）

膜剂是指原料药与适宜的成膜材料经加工制成的膜状制剂。可口服、口含、舌下、眼结膜囊内和阴道内给药,也可用于皮肤和黏膜创伤、烧伤或炎症表面的覆盖。膜剂分为单层膜、多层膜与夹心膜等,其形状、大小和厚度等视用药部位的特点和含药量而定。如毛果芸香碱膜剂、复方替硝唑口腔膜剂等。

（六）丸剂（pills）

将药物细粉(多为中草药)或药物提取物加适量的黏合剂或辅料制成的圆球形固体制剂。黏合剂可用蜂蜜、水、米糊或面糊,所制成的丸剂分别称为蜜丸、水丸、糊丸。如银翘解毒丸、木通顺气丸。

二、半固体剂型

（一）软膏剂（ointments）

软膏剂是将药物加入适宜基质(如凡士林、液体石蜡、羊毛脂等)均匀混合制成的具有一定稠度的均匀半固体外用制剂,如氢化可的松软膏。供眼疾使用的为眼膏剂,如红霉素眼膏。

（二）硬膏剂（plasters）

系将药物溶解或混合于半固体的黏性基质中,涂于裱褙材料中,贴于皮肤上的近似固体的外用制剂。中药制剂中的硬膏剂称膏药,如一贴灵膏药。

（三）栓剂（suppositories）

是药物与适宜基质混合制成的具有一定形状的专供塞入人体不同腔道使用的固体状外用制剂。栓剂因施用腔道的不同可分为直肠栓、阴道栓和尿道栓。直肠栓为鱼雷形、圆锥形或圆柱形等,阴道栓为鸭嘴形、球形或卵形等,尿道栓一般为棒状。

（四）浸膏（extracts）

系将药物浸出液浓缩后的膏状或粉末状的固体制剂。除特别规定外,浸膏的浓度每克相当于 2~5g 原生药。如颠茄浸膏。

三、液体剂型

（一）溶液剂（solutions）

系指药物溶解于溶剂中所形成的澄明液体制剂,供内服或外用。如 10% 氯化钾溶液(内服)、4% 硼酸溶液(外用)。

（二）注射剂（injections）

俗称针剂,是指专供注入机体内的一种无菌液体制剂,包括注射液、注射用无菌粉末等类型。具有疗效迅速、剂量准确、作用可靠的优点,适用于不宜口服的药物以及急症或不能口服用药的患者。有的药物在溶液中不稳定,则以灭菌的干燥粉末封装于安瓿中,称为粉针剂,临用前用无菌溶液配制成注射液,如青霉素 G 钠盐。

（三）合剂（mixtures）

系指以水为溶剂,含有两种或两种以上药物成分的口服液体制剂。如胃蛋白酶合剂。

（四）糖浆剂（syrups）

系含有药物、药材提取物或芳香物质的浓蔗糖水溶液,如小儿止咳糖浆。

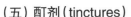

（五）酊剂（tinctures）

系生药或化学药品用规定浓度的乙醇提取或溶解而制成的澄清液体制剂，如复方樟脑酊。

（六）乳剂（emulsions）

是指互不相溶的两种液体（如油类药物和水），经过乳化剂的处理，制成的均匀而较稳定的乳状液体，如鱼肝油乳剂（供内服）、脂肪乳剂（可供静脉注射用）。

（七）洗剂（lotions）

系指含原料药物的溶液、乳状液、混悬液，供清洗或涂抹无破损的皮肤或腔道的外用液体制剂。洗剂一般轻轻涂于皮肤或用纱布蘸取敷于皮肤上应用。如炉甘石洗剂等。

（八）滴鼻剂（nasal droops）

系指由原料药与适宜辅料制成的澄明溶液、混悬液或乳状液，是供滴入鼻腔内的鼻用液体制剂；也可将药物以粉末、颗粒、块状或片状形式包装，另备溶剂，在临用前配成澄明液体或混悬液。如盐酸麻黄碱滴鼻剂等。

四、气雾剂

气雾剂（aerosol）是指将药物与适宜抛射剂（液化气体或压缩气体）一起封装于具有特制阀门系统的耐压容器中制成的制剂。使用时借助于气化的抛射剂增加容器内压力，当阀门打开后，能自动将药液以极细的气雾（颗粒直径一般在 50μm 以下）喷射出来，用于肺部吸入或直接喷至腔道黏膜、皮肤。气雾剂可直接到达病灶发挥疗效。临床可根据需要选择不同的给药途径，有的通过呼吸道吸入起全身作用；有的喷射到皮肤表面或腔道中，形成薄膜，起局部保护作用。如异丙肾上腺素气雾剂、丙酸倍氯米松气雾剂。

五、药物新剂型

（一）缓释制剂（sustained-release preparations）

是指在规定的释放介质中，用药后能在较长时间内缓慢非恒速释放以达到长效作用的一类制剂。与相应的普通制剂比较，缓释制剂的给药频率减少一半或有所减少，且能显著增加患者的依从性。

（二）控释制剂（controlled-release preparations）

是指在规定的释放介质中，按要求缓慢地恒速或接近恒速释放药物，使血药浓度长时间恒定维持在有效血药浓度范围的制剂。与相应的普通制剂比较，给药频率减少一半或有所减少，血药浓度比缓释制剂更加平稳，且能显著增加患者的依从性。

缓释制剂与控释制剂的主要区别是，缓释制剂是按时间变化先快后慢的非恒速释药，即以一级动力学或其他规律释放药物，而控释制剂按零级动力学规律释放药物，其释放是不受时间影响的恒速释药。

（三）迟释制剂（delayed-release preparations）

是指给药后不立即释放药物的制剂，包括胃内滞留制剂、肠溶制剂、结肠定位制剂和脉冲制剂等。缓释、控释和迟释制剂可统称为调释制剂（modified-release preparations）。

（四）靶向制剂（targeted preparations）

靶向制剂亦称靶向给药系统（targeted drug delivery system，TDDS），是指载体将药物通过局部给药或全身血液循环而选择性地浓集定位于靶组织、靶器官、靶细胞或细胞内结构，而对非靶组织没有或几乎没有相互作用的制剂。成功的靶向制剂应具备定位、浓集、控释及无毒可生物降解等四个要素。由于靶向制剂可以提高药效、降低毒性，可以提高药品的安全性、有效性、可靠性和患者用药的顺应性，所以日益受到国内外医药界的广泛重视。按靶向给药原理不同可分为被动靶向制剂、主动靶向制剂和物理化学靶向制剂三大类。

（五）微囊剂（microcapsules）

是指将固体药物或液态药物做囊心物，外层包裹高分子聚合物作为囊膜，形成的微小包囊，粒径一般为 1~250μm。微囊的优点在于可防止药物的氧化和潮解，控制囊心药物的释放，以延长药效。

（六）微球剂（microspheres）

是指药物分散或被吸附在高分子聚合物介质中而形成的骨架型微小球状实体，微球的粒径很小（1~250μm），经常混悬于油中。抗癌药制成微球剂后能改善在体内的吸收、分布。由于这种微球对癌细胞有一定的亲和力，故能浓集于癌细胞周围，特别对淋巴系统具有指向性。如 5- 氟尿嘧啶微球剂。

（七）磁性微球（magentic microspheres）

20 世纪 70 年代初，Kramer 报道了用人血清蛋白将柔红霉素盐酸盐与巯基嘌呤包成带磁性的微球，制成了一种新型的药物载体制剂，称为磁性微球。将其试用于治疗胃肠道肿瘤，服用这种制剂后，在体外适当部位用一适宜强度磁铁吸引，将体内磁性微球引导到体内靶位，以达到需要的浓度。这种载体具有用量少、局部作用强、疗效更高的优点。

（八）脂质体（liposomes）

是将药物包封于类脂质双分子层薄膜中间所制成的超微型球状载体制剂。脂质体广泛用作抗癌药物载体，具有增强定向性、延缓释药、控制药物在体内分布及血液清除率等特点。

（九）纳米粒（nanoparticles）

纳米粒是指粒径在 1~1 000nm 的粒子。药剂学中所指的药物纳米粒一般是指含粒径 10~100nm 的含药粒子。药物纳米粒主要包括药物纳米晶和载药纳米粒两类。①药物纳米晶（drug nanocrystals）是将药物直接制备成纳米尺度的药物晶体，并制备成适宜的制剂以供临床使用；②载药纳米粒（drug carrier nanoparticles）是将药物经溶解、分散、吸附或包裹于适宜的载体或高分子材料中形成的纳米粒。

（十）前体药物制剂（pro-drug preparations）

是将一种具有药理活性的母体药物，导入另一载体（或与另一种作用近似的母体药物相结合），形成的一种新的化合物。这种化合物在人体内经过生物转化，释放出母体药物显出疗效。如将两个母体药物结合成前体药物（如红霉素、卡那霉素复盐），给药后可在体内分解成原来的两个母体药物。由于合并应用所出现的协同作用，往往使疗效增强、临床应用范围扩大，同时还具有增加药物溶解度和稳定性、提高血药浓度、延长作用时间、降低毒副作用等优点。

第二节　处　方　学

一、处方学的意义

处方(prescription)是由注册的执业医师和执业助理医师(以下简称"医师")在诊疗活动中为患者开具,由取得药学专业技术职务任职资格的药学专业技术人员(药师)审核、调配、核对,并作为患者用药凭证的医疗文书。药剂人员按照处方配药、发药,并告诉患者或家属药物的用法。处方是医疗工作中医师和药剂人员共同对患者负责的一项重要的书面文件,关系到患者的康复和生命安全,也是追查医疗事故的重要证据之一。医务人员必须以对患者高度负责的精神和严肃认真的态度对待处方。医生正确开写处方,不仅应具有丰富的临床医学知识,而且要熟悉药物的药理作用、适应证、毒性、剂量、用法、禁忌证和配伍禁忌等必要的药理学、药剂学等知识。

二、处方的结构

根据我国《处方管理办法》规定,处方格式由三部分组成。

1. 前记　包括医疗、预防、保健机构名称,处方编号,费别、患者姓名、性别、年龄、门诊或住院病历号、科别或病室和床位号、临床诊断、开具日期等,并可添列专科要求的项目。

2. 正文　以 Rp 或 R(拉丁文 Recipe "请取"的缩写)标示,分列药品名称、规格、数量、用法用量。

3. 后记　医师签名或加盖专用签章,药品金额以及审核、调配、核对、发药的药学专业技术人员签名。

处方由各医疗机构按规定的格式统一印制。麻醉药品处方、急诊处方、儿科处方、普通处方的印刷用纸应分别为淡红色、淡黄色、淡绿色、白色,并在处方右上角以文字注明。

三、处方的类型

1. 完整处方　为医生根据病情需要,自己设计的处方。包括主药、佐药、赋形药、矫味药等,还需写明配制方法和剂型要求。例如:

Rp	磷酸可待因	0.15	
	氯化铵	6.0	
	糖浆	30.0	
	蒸馏水加至	100.0	
	混合制成合剂		
	Sig.	10.0	t.i.d.

2. 简化处方　是临床上常用的一种处方,适用于开写已制成制剂的药物。一个药物的名称、剂型、规格、取量一行写完,用法另写一行。例如:

Rp	盐酸四环素胶囊	0.25 × 18	
	Sig.	0.25	q6h.

3. 法定处方　以简化处方的形式开写国家最新颁布的药典上的制剂。如果该制剂只

有一种规格,可省略规格,若有两种以上规格者,仍应注明规格。例如:

Rp	复方氢氧化铝片	27 片	
	Sig.	3 片	t.i.d.

4. 协议处方 在本医院内常用的合剂或其他剂型的处方,不属于法定制剂或成药,在医院负责人主持下由医生与药房人员商议制定,在处方中不再写配制方法和含量,只以简化处方形式书写。这种处方仅适用于本医院范围内。例如:

Rp	胃蛋白酶合剂	100.0	
	Sig.	10.0	t.i.d.

四、书写处方的注意事项

1. 每张处方只限于一名患者的用药。处方要用钢笔、碳素笔等不易褪色的笔书写。字迹要工整清楚,内容与病历记载相一致,不得涂改,如有涂改必须由医生本人在修改处签名并注明修改日期。除特殊情况外,应当注明临床诊断。

2. 处方一律用规范的中文或英文名称书写。医疗、预防、保健机构或医师、药师不得自行编制药品缩写名或用代号。书写药品名称、剂量、规格、用法、用量要准确规范,不得使用"遵医嘱""自用"等含糊不清字句。药量中小数点必须清楚、准确。小数点前无整数,必须加零,如 0.5;整数后如无小数,应加小数点和零,如 3.0,以示准确。

3. 年龄必须写实足年龄,婴幼儿写日、月龄。必要时,婴幼儿要注明体重。西药、中成药、中药饮片要分别开具处方。

4. 西药、中成药处方,每一种药品须另起一行。每张处方不得超过五种药品。一张处方同时用两种以上药物时应考虑有无配伍禁忌。

5. 中药饮片处方的书写,一般应当按君、臣、佐、使的顺序排列;药物调剂、煎煮的特殊要求注明在药品右上方,并加括号,如布包、先煎、后下等;对药物的产地、炮制有特殊要求,应在药名之前写出。

6. 急症处方一般用急诊处方笺或在普通处方笺左上角加写"急!"或"Stat!"字样。

7. 处方为开具当日有效。特殊情况下需延长有效期的,由开具处方的医师注明有效期限,但有效期最长不得超过 3 天。处方一般不得超过 7 日用量,急诊处方一般不得超过 3 日用量,剧毒药一般不超过 1 天,慢性病需长期用药者可适当放宽。每日或每次剂量一般不得超过药典规定的极量,如病情需要必须超过极量时,可在剂量后加惊叹号,如 5.0!,医生在此剂量后另行签名,表示有意使用,药剂人员则照处方发药。

8. 在医疗之中医师不得为自己开写处方。特殊药品的专用处方应加上疾病诊断。麻醉药品应依照麻醉药品管理法规,只限有麻醉处方权的医师开写,并使用专用处方;精神药品应依照麻醉药品管理法规,并使用专用处方。医师、药剂调配员必须签全名,签名要工整规范。

9. 药品剂量与数量一律用阿拉伯数字书写。剂量应当使用公制单位:重量以克(g)、毫克(mg)、微克(μg)、纳克(ng)为单位;容量以升(L)、毫升(ml)为单位;国际单位(IU)、单位(U)计算。片剂、丸剂、胶囊剂、冲剂分别以片、丸、粒、袋为单位;溶液剂以支、瓶为单位;软膏及霜剂以支、盒为单位;注射剂以支、瓶为单位,应注明含量;中药饮片以剂或服为单位。

10. 开具处方后的空白处应画一斜线,以示处方完毕。

11. 利用计算机开具、传递处方和调剂处方的要求：医师利用计算机开具、传递普通处方时，应当同时打印出纸质处方，其格式与手写处方一致；打印的纸质处方经签名或者加盖签章后有效。药师核发药品时，应当核对打印的纸质处方，无误后发给药品，并将打印的纸质处方与计算机传递处方同时收存备查。

五、处方中常用拉丁文缩写词

如表 6-2-1。

表 6-2-1　处方中常用拉丁文缩写词

缩写词	中文	缩写词	中文
1. 剂量单位		3. 给药次数	
g 或 gm	克	s.o.s.	需要时用一次
gtt.	滴	St.	立即
IU 或 U	国际单位	q.h.	每小时一次
kg	公斤（千克）	q2h.	每两小时一次
l 或 L	升	q3h.	每三小时一次
mg	毫克	t.i.d.	一日三次
ml	毫升	b.i.d.	一日两次
μg（mcg）	微克	q.i.d.	每天四次
q.s.	适量	q.d./s.i.d.	每天一次
2. 给药途径		q.n.	每晚
i.d.	皮内注射	h.s.	睡前
i.h.	皮下注射	a.c.	饭前
i.v.drip 或 i.v.gtt	静脉滴注	p.c.	饭后
i.m.	肌内注射	a.j.	空腹时
i.v.	静脉注射	a.m.	上午
i.p.	腹腔注射	p.m.	下午
p.o.	口服		
p.r.	灌肠		
Sig. 或 S.	用法		

（李　军，薛建军）

第二篇

药理学实验篇

第七章 药物代谢动力学实验

实验一 肝功能对戊巴比妥钠作用的影响
（The effect of hepatic function on the action of sodium pentobarbital）

【目的】观察肝功能损害对戊巴比妥钠作用的影响。

【原理】戊巴比妥钠主要在肝脏内代谢而灭活。肝脏功能直接影响其药理作用发挥的快慢和维持时间的长短,即影响催眠潜伏期和睡眠时间。四氯化碳对肝脏毒性较大,常被用于建立中毒性肝炎的动物模型,借以观察肝脏功能状态对药物作用的影响及筛选保肝药。

【材料】

1. 动物　小鼠,体重 18~22g。

2. 药品　生理盐水（normal saline）、0.3% 戊巴比妥钠溶液（sodium pentobarbital solution）、95% 四氯化碳溶液（carbon tetrachloride solution）。

3. 器材　天平、1ml 注射器。

【方法】

1. 将小鼠随机分为甲、乙两组。于实验前 24h,甲组小鼠皮下注射四氯化碳溶液 0.1ml/只,造成肝脏损害。乙组小鼠则皮下注射等容量的生理盐水。

2. 实验时每组取甲、乙组小鼠各 2 只,分别腹腔注射 0.3% 戊巴比妥钠 0.2ml/10g,观察小鼠的反应。

【结果整理】

1. 记录各鼠的催眠潜伏期（从戊巴比妥钠注射完毕到翻正反射消失的间隔时间）和睡眠时间（从翻正反射消失到恢复的时间）。

2. 将上述数据记入自行设计的表内,综合全实验室结果,计算各小鼠催眠潜伏期及睡眠时间的平均值（$\bar{x}$）及标准偏差值（s）,并进行组间比较（作 t 检验）。

3. 根据实验结果说明肝功能对戊巴比妥钠作用的影响。

【注意事项】

1. 如室温低于 20℃,应给小鼠保温。否则动物将因体温下降,药物代谢减慢而延长睡眠时间。

2. 实验结束后将小鼠脱臼处死,剖腹取肝脏,比较两组动物肝脏的不同。四氯化碳中毒小鼠的肝脏明显肿大,有的充血,有的变成灰黄色,触之有油腻感,肝小叶比正常肝脏更清楚。

实验二　肾功能对链霉素作用的影响
(The effect of renal function on the action of streptomycin)

【目的】观察肾功能损害对链霉素作用的影响。

【原理】链霉素为氨基糖苷类抗生素,在体内主要以原形由肾脏排泄。肾功能障碍可使链霉素的排泄受阻,血药浓度提高,易致中毒。氯化高汞是一种肾脏毒物,常被用作建立中毒性肾病的动物模型,以观察肾脏功能状态对药物作用的影响。

【材料】

1. 动物　小鼠,体重 18~22g。

2. 药品　0.04% 氯化高汞溶液(mercuric chloride solution)、2.5% 硫酸链霉素溶液(streptomycin sulfate solution)。

3. 器材　天平、1ml 注射器。

【方法】

1. 将小鼠随机分为甲、乙两组。于实验前 24h,甲组小鼠腹腔注射氯化高汞 0.1ml/10g,以致肾脏受损。乙组腹腔注射等容量生理盐水。

2. 实验时每组取甲、乙组小鼠各 2 只,分别腹腔注射硫酸链霉素 0.15ml/10g,观察动物反应。

【结果整理】观察小鼠有无全身骨骼肌松弛、瘫痪、死亡情况,记录从给链霉素到出现上述反应的时间,并比较两组小鼠的实验结果有何不同,说明不同肾功能对药物作用的影响。

【注意事项】

1. 硫酸链霉素溶液应临用时配制。

2. 实验结束后可将小鼠脱臼处死,剖腹取出肾脏,比较两组动物肾脏的差别。氯化高汞中毒的小鼠肾脏明显肿大,如纵切可见到皮质部较为苍白,髓质部有充血现象。

实验三　不同给药途径对硫酸镁作用的影响
(Influence of administering route on the effect of magnesium sulfate)

【目的】

1. 观察以不同给药途径给予相同剂量硫酸镁时,所引起药理作用的差别。

2. 观察硫酸镁与氯化钙间的拮抗作用。

【原理】给药途径不同,不仅影响药物作用的快慢、强弱及维持时间的长短,有时还可改变药物作用的性质,出现不同的药理作用。硫酸镁即为一典型药物。镁中毒时可用钙剂纠正,因为 Mg^{2+} 与 Ca^{2+} 可产生竞争性拮抗作用。

【材料】

1. 动物 家兔。

2. 药品 生理盐水(normal saline)、25% 硫酸镁溶液(magnesium sulfate solution)、5% 氯化钙溶液(calcium chloride solution)或 10% 葡萄糖酸钙溶液(calcium gluconate solution)。

3. 器材 灌胃管(可用导尿管代替)、家兔开口器、注射器。

【方法】

1. 每组取家兔 2 只,观察并记录其呼吸、肌张力及大小便等一般情况。

2. 甲兔用硫酸镁 2.5ml/kg 灌胃,乙兔按同样剂量深部肌内注射硫酸镁,观察两兔所出现的症状。

3. 若兔出现四肢瘫痪、呼吸困难时立即自耳缘静脉缓慢注射氯化钙或葡萄糖酸钙溶液 2ml/kg,观察上述情况是否缓解。

【结果整理】记录并比较两兔所出现的反应,分析给药途径不同对药物作用的影响。分析 Ca^{2+} 与 Mg^{2+} 的拮抗作用机制。

【注意事项】

1. 葡萄糖酸钙也可用于解救硫酸镁中毒。

2. 静脉注射钙剂速度要慢,否则易引起心室颤动而死亡。

3. 应防止药物漏出血管外。

实验四 磺胺嘧啶的血浆蛋白结合率测定
(Determination of binding rate of sulfadiazine to plasma protein)

【目的】了解磺胺嘧啶与血浆蛋白的结合特性并掌握在体外测定药物血浆蛋白结合率的方法。

【原理】大多数药物进入血液以后要以非特异结合的方式与血浆蛋白结合。药物与血浆蛋白的结合是一种可逆过程,血浆中药物的游离型与结合型之间保持动态平衡的关系。本实验依据平衡透析法的原理,利用能够截留血浆蛋白的半透膜将血浆与等渗磷酸盐缓冲液分隔成两个容积大小相等的隔室,分子量大于或等于血浆蛋白的物质不能在两室间自由通过,但系统中游离配基可自由通过。当达到平衡时半透膜两侧自由配基的浓度相等。将药物加入平衡透析槽的血浆室侧,并形成系列浓度梯度。经 37℃ 恒温振荡数小时达平衡后,分别测定血浆室侧和等渗磷酸盐缓冲液侧的药物浓度。按照公式即可求出药物的血浆蛋白结合率。

【材料】

1. 动物 家兔 2 只。

2. 药品 20% 磺胺嘧啶(sulfadiazine,SD)、3% 中分子量葡聚糖溶液(medium molecular weight glucan solution)、7.5% 三氯醋酸溶液(tri-chloroacetic acid solution)、0.1%SD 标准液(sulfadiazine standard solution)、0.5% 亚硝酸钠溶液(sodium nitrite solution)、0.5% 麝香草酚

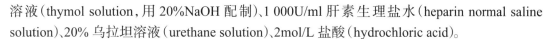

溶液(thymol solution,用 20%NaOH 配制)、1 000U/ml 肝素生理盐水(heparin normal saline solution)、20% 乌拉坦溶液(urethane solution)、2mol/L 盐酸(hydrochloric acid)。

3. 器材　多孔平衡透析槽、恒温振荡摇床、3K~10K 半透膜、720 分光光度计、离心机、磅秤、手术器械、动脉夹、尼龙插管、兔手术台、注射器(5ml)及针头、移液器(0.01~1ml)、吸头、试管、离心管、试管架、记号笔、药棉、纱布、计算机。

【方法】

1. 兔血浆的采集(可在实验前准备)　取兔 1 只(实验前禁食 12h,不禁水),耳缘静脉注射 20% 乌拉坦,麻醉后仰卧位固定于兔手术台上。剪去颈部被毛,在颈部正中做长 3~5cm 的切口,钝性分离皮下组织和肌肉,分离出一侧颈总动脉,用 1 000U/ml 肝素生理盐水 1ml/kg 使动物肝素化,颈总动脉插管放血,收集血液于多个清洁干燥的烧杯中,置 4℃冰箱静置过夜后吸取上清,-20℃储存备用。

2. 3% 葡聚糖的磷酸盐缓冲液(0.06mol/L,pH 7.4) 的配制　分别称取 NaCl 8.0g,KH_2PO_4 1.2g,$Na_2HPO_4 \cdot 12H_2O$ 17.4g,KCl 0.2g(均为国产分析纯试剂)。将上列试剂按次序加入定量容器中,加适量蒸馏水溶解后,再定容至 1 000ml,调 pH 值至 7.4,即得等渗磷酸盐缓冲液,并以此等渗磷酸盐缓冲液将中分子葡聚糖配制成 3%(百分比浓度)的溶液,保存于 4℃冰箱中备用。

3. 预处理多孔平衡透析槽　将半透膜用自来水冲洗后从中间纵向剪开,用 0.06mol/L 磷酸缓冲液浸泡,置冰箱冷藏过夜后,将其平铺在干净的平衡透析槽半侧有孔的一面,小心盖上其对应的另外半侧,旋紧各个螺丝,用记号笔标记各个平衡透析槽及孔。在每孔每侧加入 2ml 磷酸缓冲液后,以保鲜纸和透明胶密封,然后置恒温振荡器 37℃预振荡约 24h,取出,观察每个平衡透析槽各孔半透膜两侧的液面是否有下降、下降幅度的大小及两侧液面高度是否一致。记录那些液面下降较多或者两侧液面明显不平的孔,并在接下来的实验中避开使用这些孔。

4. 加入磺胺嘧啶　将磺胺嘧啶加入血浆,配制成系列磺胺嘧啶血浆溶液:5μg/ml、10μg/ml、50μg/ml、100μg/ml。

5. 透析　将系列磺胺嘧啶血浆溶液 1ml 分别加入平衡透析板的各平衡反应室的一侧,在平衡反应室的另一侧加入等容积的含 3% 葡聚糖的等渗磷酸盐缓冲液。用保鲜膜和透明胶带封闭平衡反应板,置于恒温水浴摇床,37℃振荡平衡反应 5~6h。

6. 测定光密度　用移液器同时采集各平衡反应室两侧液体各 0.2ml,采用三氯醋酸法分别测定各样品的在血浆室侧和等渗磷酸盐缓冲液室侧的光密度。

(1)反应步骤:见表 7-4-1。

(2)显色:将上述各管离心 5min(1 500~3 000r/min),取上清液 1.5ml,加 0.5% 亚硝酸钠 0.5ml 摇匀,再加入 0.5% 麝香草酚 1ml,摇匀后为橙色。

(3)测定:用 752 分光光度计在 525nm 波长下测定各样品管的光密度值。

(4)计算药物浓度:根据同一种溶液浓度与光密度成正比的原理,可用光密度值代替药物浓度求算出磺胺嘧啶的血浆蛋白结合率。公式如下:

血浆蛋白结合率(%)=[(血浆室光密度 - 缓冲液室光密度)/ 血浆室光密度]×100%

【结果整理】如表 7-4-1。

表 7-4-1 磺胺类药物血药浓度测定的步骤及结果整理

反应浓度	平衡反应室	7.5% 三氯醋酸 /ml	样品 /ml	蒸馏水 /ml		0.5% 亚硝酸钠 /ml		0.5% 麝香草酚 /ml	光密度
5μg/ml	血浆室	2.7	0.2	0.1	充分摇匀离心 5min,取上清液 1.5ml	0.5	充分摇匀	1	
	缓冲液室	2.7	0.2	0.1		0.5		1	
10μg/ml	血浆室	2.7	0.2	0.1		0.5		1	
	缓冲液室	2.7	0.2	0.1		0.5		1	
50μg/ml	血浆室	2.7	0.2	0.1		0.5		1	
	缓冲液室	2.7	0.2	0.1		0.5		1	
100μg/ml	血浆室	2.7	0.2	0.1		0.5		1	
	缓冲液室	2.7	0.2	0.1		0.5		1	
空白管	血浆室	2.7	0.2	0.1		0.5		1	0
	缓冲液室	2.7	0.2	0.1		0.5		1	0

【注意事项】

1. 必须将平衡透析槽预处理并剔除渗漏明显的槽孔。

2. 取家兔血浆时一定要注意不要把不同家兔的血液混合放置,也不能用蒸馏水或自来水冲洗取血的烧杯,以免造成溶血。

3. 血浆室与缓冲液室的反应体积必须相等。

4. 平衡板装载样品后必须严格密封,以防止平衡反应室两侧或各室间的相互渗漏或水分蒸发。

实验五 磺胺嘧啶钠的血浆药物浓度测定及药代动力学参数的计算
(Determination of plasma drug concentration and calculation of pharmacokinetic parameters of sulfadiazine sodium)

【目的】通过测定磺胺嘧啶钠的血浆药物浓度并计算药代动力学参数,了解磺胺类药物在体内随时间变化的代谢规律,掌握药代动力学参数的测定和计算方法。

【原理】磺胺类药物苯环上的氨基在酸性环境中离子化生成铵类化合物,进而与亚硝酸钠发生重氮反应,生成重氮盐。重氮盐在碱性环境中可与酚酞类化合物(如麝香草酚)发生偶联反应,生成橙红色的偶氮化合物,偶氮化合物的颜色深浅与磺胺类药物的浓度成正比。通过分光光度计测出标准品与待测品的光密度值,即可算出待测药物的浓度值。

【材料】

1. 动物 家兔,体重 2~4kg,雌雄不限。

2. 药品 20% 磺胺嘧啶钠溶液(sulfadiazine sodium solution)、0.03% 磺胺嘧啶钠溶液(Sulfadiazine sodium standard solution)、20% 乌拉坦(urethane solution)、1% 肝素(heparin)、5% 三氯醋酸溶液(tri-chloroacetic acid solution)、0.5% 亚硝酸钠溶液(sodium nitrite solution)、

0.5% 麝香草酚溶液(thymol solution)、2mol/L 盐酸(hydrochloric acid)。

3. 器材　手术剪、眼科剪、止血钳、动脉夹、动脉插管、离心管、移液器、离心机、分光光度计、记号笔。

【方法】

（一）采血样

1. 取家兔 1 只,称重,耳缘静脉注射 20% 乌拉坦溶液 1g/kg(5ml/kg)麻醉,仰卧位固定于手术台上,颈部剪毛后于正中切开皮肤。分离一侧颈总动脉,结扎远心端,近心端夹上动脉夹,在中间部位用眼科剪剪一小口后,向心脏方向插入动脉插管,结扎固定。

2. 耳缘静脉注射 1% 肝素 1ml/kg。从颈动脉取血 0.5ml,置于 1.5ml 离心管中,编号,摇匀。

3. 向另一侧耳缘静脉内快速注入 20% 磺胺嘧啶钠溶液 1ml/kg,在注射后第 1、3、5、15、30、60、90、120min 分别从颈静脉取血 0.3ml,置于 1.5ml 离心管中,编号,摇匀。

（二）试管实验

1. 将各试管编号,分别加入水 1.8ml(标准管加 1.6ml),各时间点血样 0.2ml(注:标准管里加给药前血样),标准管中再加入 0.2ml 标准液(0.03% 磺胺嘧啶钠溶液),混匀。

2. 向各管中加入 5% 三氯醋酸溶液 4.0ml,混匀,将试管中所有混合物移至离心管中离心,转速 1 000r/min,时间 3min。

3. 吸取离心管中的上清液各 2.0ml,分别置于相应编号的试管中,在每管中依次加入 2mol/L 盐酸 0.5ml、0.5% 亚硝酸钠溶液 0.5ml、0.5% 麝香草酚溶液 1.0ml,摇匀。

4. 以给药前的样品管调零,用分光光度计在 480nm 处测定各管的光密度值。

【结果整理】

（一）结果记录

如表 7-5-1。

表 7-5-1　磺胺嘧啶钠血浆药物浓度测定

组别	H₂O	血样	5% 三氯醋酸		上清液	2mol/L 盐酸	0.5% 亚硝酸钠	0.5% 麝香草酚	A	C/%	lgC
给药前	1.8	0.2	4.0	离心 1 000r/ min, 3min	2.0	0.5	0.5	1.0			
1min	1.8	0.2	4.0		2.0	0.5	0.5	1.0			
3min	1.8	0.2	4.0		2.0	0.5	0.5	1.0			
5min	1.8	0.2	4.0		2.0	0.5	0.5	1.0			
15min	1.8	0.2	4.0		2.0	0.5	0.5	1.0			
30min	1.8	0.2	4.0		2.0	0.5	0.5	1.0			
60min	1.8	0.2	4.0		2.0	0.5	0.5	1.0			
90min	1.8	0.2	4.0		2.0	0.5	0.5	1.0			
120min	1.8	0.2	4.0		2.0	0.5	0.5	1.0			
标准管	1.6	0.2	4.0		2.0	0.5	0.5	1.0			

（二）计算

1. 血药浓度的计算　在其他条件（波长、比色杯、吸收系数、溶液稀释倍数）一致的情况下，同一种溶液浓度与光密度成正比，故可用下述公式求出样品管的磺胺嘧啶钠血药浓度（%）：

$$\frac{样品管光密度}{标准管光密度} = \frac{样品管浓度}{标准管浓度}$$

$$样品管浓度 = \frac{标准管浓度}{标准管光密度} \times 样品管光密度$$

2. 作图、药代动力学计算

（1）以时间（t）为横坐标，药物浓度的对数值（$\lg C$）为纵坐标，描点连线后画出磺胺嘧啶钠的药时曲线，并找出消除相和分布相之间的拐点。

（2）对拐点后（即消除相）的数据，以时间（t）为 X，$\lg C$ 作为 Y，用直线回归法求出直线方程，即：$\lg C_t = \lg C_0 - \dfrac{k}{2.303} t$，$k = 2.303 (\lg C_0 - \lg C_t)/t$。

转换后得到药物的药时曲线方程式，即：$C_t = C_0 \cdot e^{-kt}$。

（3）计算药代动力学参数

① 消除速率常数 $k = -2.303 \times$ 斜率。

② 药物的表观分布容积为：$V_d = \dfrac{X}{C}$。

X：体内总药量；C：瞬时血药浓度（静脉注射时取初始浓度 C_0）。

③ 药物的血浆半衰期为：$t_{1/2} = \dfrac{0.693}{k}$

④ 血浆清除率为：$CL = V_d \times k$。

【注意事项】

1. 耳缘静脉注射磺胺嘧啶钠时速度尽量快。

2. 取血时注意动脉插管不要脱落。

3. 每次取血前应先放掉两滴动脉插管里的血（为上次取血后残留血）。

4. 离心管和试管均应编号，以防混淆。

5. 做试管实验时，每加完一种试剂均应充分振荡混匀。

6. 做试管实验时，每种试剂的加样顺序绝对不能颠倒。

【思考题】

1. 试管实验结束后液体颜色深浅与磺胺嘧啶钠的浓度是否有关？

2. 试管实验的加药顺序是否可以颠倒？

（辛　勤，顾　磊）

第八章 药物效应动力学实验

实验一 乙酰胆碱的量效关系
(Dose-effect relation of acetylcholine)

【目的】观察乙酰胆碱对豚鼠气管环的兴奋作用及阿托品抗乙酰胆碱的作用,以进一步了解药物的量效关系。

【原理】乙酰胆碱通过激动气管平滑肌上的 M 受体引起平滑肌收缩。阿托品为 M 受体阻断剂,可竞争性拮抗乙酰胆碱对 M 受体的激动作用。

【材料】

1. 动物 豚鼠,雌雄不拘。

2. 药品 0.3mol/L 氯乙酰胆碱(acetylcholine chloride)、10^{-6}mol/L 硫酸阿托品(atropine sulfate)、K-H 营养液、磷酸缓冲液。

3. 器材 平滑肌固定装置、BL-420F 生物机能实验系统、注射器(0.25ml、1ml、10ml、20ml)、烧杯(500ml)、手术器械、木槌、HW-300 型恒温平滑肌槽、张力换能器、L 型钩、铁支架、双凹夹、螺旋夹、氧气瓶、培养皿、手术盘。

【方法】

1. 打开 HW-300 型恒温平滑肌槽,恒温在(37 ± 0.5)℃。启动电脑,确认 USB 接口已经连通,打开 BL-420F 生物机能实验系统软件。在"输入信号"下拉菜单中选择"1 通道"的"张力",在"1 通道"连接张力换能器。

2. 取豚鼠一只,用木槌击打头部处死。剪除颈部被毛,用止血钳分离气管,用组织剪从甲状软骨下缘向心脏方向剪下 1~2cm 长度的气管,放入 K-H 营养液中备用。

3. 用眼科剪剪成宽度为 2~4mm,长度为 1.5cm 的气管螺旋条。用线将其一端固定于麦氏浴管的通气 L 型钩上(管内加 K-H 营养液 20ml,保温 37℃,含饱和氧),另一端连接于张力换能器上(张力一般调节至 2g 左右),记录张力。

4. 用磷酸缓冲液将 0.3mol/L 乙酰胆碱依次 10 倍稀释成 3×10^{-2}~3×10^{-8}mol/L。

5. 稳定 10min 后,描记一段气管平滑肌正常张力曲线。

6. 给药

（1）单剂量法

①从低浓度开始，依次向浴管内加入各浓度的乙酰胆碱 0.1ml，观察离体气管环对不同浓度的乙酰胆碱的反应。每次加入乙酰胆碱，待离体气管环收缩反应达到最大后，用 K-H 营养液冲洗 3 次，使气管环恢复到给药前状态，然后再加入下一个浓度的乙酰胆碱。每次冲洗时，可暂停记录。

②上述气管环经冲洗恢复正常后，向 K-H 营养液中加入阿托品，使其浓度为 10^{-8}mol/L，在含有阿托品的 K-H 营养液中重复步骤①。

（2）累积法

①从低浓度到高浓度依次向浴管内累加乙酰胆碱，其顺序：3×10^{-8}mol/L 乙酰胆碱 0.1ml，0.2ml；3×10^{-7}mol/L 乙酰胆碱 0.07ml，0.2ml；3×10^{-6}mol/L 乙酰胆碱 0.07ml，0.2ml……每次加入乙酰胆碱后当反应达到最大时立即加入第二个剂量，如此以 1，2，7，20，70，200，700……的剂量增加下去，累积后就成为 3，10，30，100，300，1 000……直到气管环对乙酰胆碱的反应不再增大为止。

②上述离体气管环经冲洗恢复正常后，向浴管内加入 10^{-6}mol/L 阿托品 0.2ml，使其浓度为 10^{-8}mol/L，稳定 5~10min 后重复步骤①。

【结果整理】

1. 绘制累积量效关系曲线　以最大剂量乙酰胆碱引起的收缩量为 100% 计算加入不同剂量乙酰胆碱后的张力变化百分率，并以此为纵坐标，以乙酰胆碱的克分子浓度的负对数为横坐标，作图画出量效关系曲线。横坐标上相距 30mm 表示剂量相差 10 倍（以便利用附表 18 和附表 20 计算 pD_2 及 pA_2）。

2. 计算乙酰胆碱的 pD_2　先从量效关系曲线上找到引起 50% 反应的剂量之前的某一个已知量，并求得其负对数值 q，再量出该剂量与引起 50% 反应的剂量之间的距离（mm），以此距离查附表 18 可得到 lgA，用下述公式求得 pD_2：

$$pD_2 = q - \lg A$$

3. 计算阿托品的 pA_2　根据加阿托品后，量效关系向高剂量方向平行移动的距离（mm），查附表 20 求得 $\lg(X-1)$，然后按下式计算 pA_2：

$$pA_2 = pA_x + \lg(X-1)$$

pA_x：拮抗剂分子浓度的负对数。

【附】

1. pD_2、pA_2 的含义

pA_2：拮抗参数，为竞争性拮抗药的半拮抗浓度 A_2 的负对数。A_2 等于能使激动药的效价降低一半时的拮抗药浓度（mol/L），pA_2 反映竞争性拮抗药与受体的亲和力大小。

pD_2：亲和力指数，激动剂引起 50% 最大反应所需的摩尔浓度的负对数。

2. 计算 pD_2' 的方法　先根据量效关系曲线上激动剂的最大反应被抑制的百分率，查附表 19 求得 $\lg(X-1)$，然后按下式计算：

$$pD_2' = pD_x' + \lg(X-1)$$

pD_x'：非竞争性拮抗药摩尔浓度的负对数。

【注意事项】

1. 悬挂气管环时,不要过度牵拉。

2. 加药时不要滴在线及浴管壁上。

3. 为正确地累积反应,应在对某剂量的反应达到最大后立即给予第二个剂量,若第一个剂量达到最大反应后慢慢观察,再给第二个剂量,反应就难以累积,故可稍微提前一点加第二个剂量。

4. 本实验也可以蟾蜍腹直肌为标本,观察乙酰胆碱对腹直肌的作用及 N_m 受体阻断药筒箭毒碱(或维库溴铵)拮抗乙酰胆碱的作用。

实验二 戊巴比妥钠半数有效量(ED_{50})的测定
(Determination of median effect dose of sodium pentobarbital)

【目的】测定戊巴比妥钠腹腔注射引起小鼠催眠作用的 ED_{50} 值。

【原理】戊巴比妥钠为巴比妥类镇静催眠药,用适当剂量给小鼠腹腔注射后产生的催眠效应,常用翻正反射的消失来判断。该指标仅有阳性(睡眠)和阴性(不睡眠)两种状态,属于质反应。

质反应的量效曲线横坐标为对数剂量,而纵坐标采用阳性反应发生的频数时,一般为正态分布曲线。若改用累积阳性频数为纵坐标时,可得到标准 S 形曲线。该曲线的中间部分(50% 反应处)接近一条直线,斜率最大。若使群体动物中半数个体出现的效应为死亡,则为半数致死量(LD_{50})。这些数值是表达药物作用强度的重要参数。

测定 ED_{50} 和 LD_{50} 的基本方法相似,只是所观察到指标不同。前者以药物效应为指标,后者以动物死亡为指标。常用的测定方法有 Bliss 法(正规概率单位法)、Litchfield-Wilcoxon 概率单位图解法、Kaerber 面积法、孙氏改进的 Kaerber 法(点斜法)及 Dixon-Mood 法(序贯法)等。其中孙氏改进的 Kaerber 法因其简便和实用性强更为常用。其设计条件是:各组实验动物数相等,各组剂量呈等比数列,各组动物的反应率大致符合正态分布。若以 X_m 为最大反应率组剂量的对数,i 为组间剂量比的对数,P_m 为最高反应率,P_n 为最低反应率,n 为每实验组动物数时,则:

$$ED_{50}=\lg^{-1}\left[X_m-i\left(\sum P-0.5\right)+i/4\left(1-P_m-P_n\right)\right] \tag{8.1}$$

含 0% 及 100% 反应率时:

$$ED_{50}=\lg^{-1}\left[X_m-i\left(\sum P-0.5\right)\right] \tag{8.2}$$

$$ED_{50} \text{ 的 95% 可信限} =\lg^{-1}\left(\lg ED_{50} \pm 1.96S\right) \tag{8.3}$$

其中:
$$S=i\sqrt{\frac{\sum P-\sum P^2}{n-1}} \tag{8.4}$$

【材料】

1. 动物 小鼠 60 只,体重 18~22g。

2. 药品 0.20%、0.24%、0.289%、0.347%、0.416%、0.50% 的戊巴比妥钠溶液。

3. 器材 小鼠笼、天平、0.5ml 或 0.25ml 注射器。

【方法】

1. 先以少量动物做预实验,以获得小鼠对戊巴比妥钠催眠反应率为100%的最小剂量(ED_{100})和反应率为0%的最大剂量(ED_0)。然后在此剂量范围内,按等比数列分成若干剂量组(一般4~8组),各组剂量的公比(r)为:

$$r=(n-1)\sqrt{\frac{ED_{100}}{ED_0}}$$

求得r后,自第一剂量组(ED_0)开始乘以r,可得相邻的下一个组的剂量。若共分为6个组,各组剂量分别为ED_0、$r\cdot ED_0$、$r^2\cdot ED_0$、$r^3\cdot ED_0$、$r^4\cdot ED_0$、$r^5\cdot ED_0$。

2. 取小鼠60只,随机分为6个组,每组10只。按表8-2-1所列的各组给药浓度分别腹腔注射戊巴比妥钠0.1ml/10g。

3. 观察药物的催眠效应,以翻正反射消失为入睡指标,记录各组给药后15min内睡眠鼠数,填入表8-2-1。

表8-2-1 戊巴比妥钠ED_{50}计算用表

组别	小鼠数	药物浓度	给药剂量/($mg\cdot kg^{-1}$)	对数剂量	睡眠只数	P	P^2
1	10	0.20%	20.0	1.301 0			
2	10	0.24%	24.0	1.380 6			
3	10	0.289%	28.9	1.460 2			
4	10	0.347%	34.7	1.539 8			
5	10	0.416%	41.6	1.619 4			
6	10	0.50%	50.0	1.699 0			

【结果整理】依上表所列,分别计算各组P和P^2。再按公式(8.1)和(8.2)计算ED_{50},按公式(8.3)及(8.4)计算ED_{50}的95%可信限。

【注意事项】

1. 随机分组时,可先称各小鼠体重,将体重相近小鼠放一笼,分别做好标记。再按确定组数查随机数字表分组,使各组平均体重及体重分布尽量一致。

2. 给药后应仔细观察小鼠翻正反射消失的时间,但勿过多翻动小鼠,以免影响实验结果。

实验三 联合用药引起的药物相互作用
(Drug interaction induced by combined administration of drugs)

【目的】观察联合用药时,药物间的协同和拮抗作用。

【原理】两种或两种以上药物同时或先后序贯应用时,药物之间的相互影响和干扰可改变药物的体内过程及机体对药物的反应性,从而使药物的药理效应或毒性发生变化。

【材料】

1. 动物 小鼠,体重 18~22g。

2. 药品 0.05% 和 0.1% 地西泮溶液(diazepam solution)、0.2% 戊巴比妥钠溶液(sodium pentobarbital solution)、4% 尼可刹米溶液(nikethamide solution)。

3. 器材 鼠笼、天平、注射器、秒表。

【方法】

1. 每组取健康小鼠 5 只,称重,编号。

2. 给 1 号鼠腹腔注射 0.1% 地西泮溶液 0.2ml/10g;2 号小鼠皮下注射 0.2% 戊巴比妥钠溶液 0.2ml/10g;3 号小鼠先腹腔注射 0.05% 地西泮溶液 0.2ml/10g,10min 后再皮下注射 0.2% 戊巴妥钠溶液 0.2ml/10g;4 号小鼠皮下注射 4% 尼可刹米溶液 0.2ml/10g;5 号小鼠先腹腔注射 0.05% 地西泮溶液 0.2ml/10g,10min 后再皮下注射 4% 尼可刹米溶液 0.2ml/10g。

3. 给药后,将 5 只小鼠放回鼠笼,观察比较各小鼠出现的药物反应有何不同。

【结果整理】将获得各小鼠的药物反应情况填入表 8-3-1。

表 8-3-1 联合用药对药物作用的影响

小鼠编号	性别	体重 /g	第一次给药		第二次给药		药物相互作用类型
			药物和用量	给药后反应	药物和用量	给药后反应	
1							
2							
3							
4							
5							

【注意事项】

1. 所选小鼠间的体重应尽量接近,避免因体重差别大造成结果不理想。

2. 皮下注射或腹腔注射一定要到位。

3. 雌性小鼠应无孕。

实验四 药物反应的个体差异和正态分布
(Individual variation and normal distribution in drug reaction)

【目的】通过动物实验,理解药物反应的个体差异和正态分布规律。

【原理】个体差异是指年龄(月龄)、性别和体重相同条件下,对药物反应不同的现象。它有量的差异,如对药物敏感者小剂量用药即可出现中毒症状,而对药物不敏感者,需加大剂量才能达到治疗效果;也有质的差异,如绝大多数人用大量青霉素不出现过敏,而极少数患者仅用极少量则可引起过敏反应甚至过敏性休克。

【材料】

1. 动物 小鼠,体重 18~22g。

2. 药品 0.25% 戊巴比妥钠溶液(sodium pentobarbital solution)。

3. 器材 天平、注射器、秒表。

【方法】

1. 每组取健康小鼠 6 只,雌雄各半,编号,称重。

2. 分别腹腔注射 0.25% 戊巴比妥钠溶液 0.2ml/10g。记录给药后小鼠翻正反射消失持续时间。

【结果整理】把全实验室结果填入表 8-4-1,进行统计。

表 8-4-1 小鼠对药物反应的个体差异

翻正反射消失持续时间 /min	<30	31~60	61~90	91~120	121~150	151~180	>180
小鼠数							

最后将翻正反射消失持续时间组距为横坐标,每个组距内的小鼠数为纵坐标,以直方图的形式列入坐标中,以便观察各组距内的小鼠数是否呈正态分布。

【注意事项】

1. 小鼠体重须接近一致。

2. 雌性小鼠应无孕。

(王国芳,李建美)

第九章 传出神经系统药物实验

传出神经系统药理实验包括自主神经药理实验和运动神经药理实验,实验内容以递质和受体为重点。传出神经系统药物包括拟胆碱药、抗胆碱药、拟肾上腺素药和抗肾上腺素药,其基本作用是通过直接激动或阻断受体(胆碱受体或肾上腺素受体)及影响递质的合成、释放、转化或贮存等实现的。本部分实验通过对药效的观察,以分析药物机制。传出神经受体有胆碱受体(又分 M 受体和 N 受体)和肾上腺素受体(又分 α 受体和 β 受体),对受体的研究可利用已知的特异性受体激动剂或受体阻断剂为工具,研究药物作用于何种受体,以及是激动受体还是阻断受体。随着新技术的发展,已能用放射性配基结合法,对受体进行定位、定性和定量研究。本部分实验既有体内实验也有体外实验,既可进行定性实验,也可进行定量实验。体内实验有药物对动物动脉血压的影响、有机磷酸酯类中毒及解救等。体外实验常用的标本有肠平滑肌、骨骼肌、血管、心脏及心肌等。

实验一 药物对兔眼瞳孔的影响
(Effects of drugs on the rabbit pupil)

【目的】观察拟胆碱药、抗胆碱药及拟肾上腺素药对瞳孔的作用,并分析后两类药物散瞳作用的原理。

【原理】传出神经系统药物可分别通过作用于虹膜括约肌和虹膜辐射肌上的不同受体,影响瞳孔大小。拟胆碱药、抗胆碱药可激动或阻断括约肌上的 M 受体而使瞳孔缩小或扩大,拟肾上腺素药则可激动辐射肌上的 α 受体而使瞳孔扩大。

【材料】

1. 动物 家兔。

2. 药品 1% 硫酸阿托品溶液(atropine sulfate solution)、1% 硝酸毛果芸香碱溶液(pilocarpine nitrate solution)、0.5% 水杨酸毒扁豆碱溶液(physostigmine salicylate solution)、1% 盐酸去氧肾上腺素溶液(phenylephrine hydrochloride solution)。

3. 器材 量瞳尺、滴管、手电筒。

【方法】

1. 每组取无眼疾家兔 2 只,于适度的光照下,用量瞳尺测量两侧瞳孔大小(mm)。用手电筒照射瞳孔观察对光反射,即突然从侧面照射兔眼,如瞳孔随光照而缩小,则为对光反射阳性,否则为阴性。

2. 家兔结膜囊内滴药的方法:先用左手拇指、示指将下眼睑拉成杯形,同时用中指压住鼻泪管,然后滴入药液。轻轻揉动眼睑,使药液与角膜充分接触,并在眼眶中存留 1min,然后放手任其自溢。给药顺序见表 9-1-1。

表 9-1-1 给药顺序

兔号	左眼	右眼
甲	1% 硫酸阿托品溶液	1% 硝酸毛果芸香碱溶液
乙	1% 盐酸去氧肾上腺素溶液	0.5% 水杨酸毒扁豆碱溶液

3. 滴药 10min,在同样的光照下,再测甲、乙两兔左、右眼的瞳孔大小和对光反射。如滴硝酸毛果芸香碱溶液及水杨酸毒扁豆碱溶液的瞳孔已缩小,在这两眼的结膜囊内再滴入硫酸阿托品溶液 2 滴,10min 后检查瞳孔大小和对光反射又有何变化。

【结果整理】将实验结果填入表 9-1-2。

表 9-1-2 药物对兔眼瞳孔的影响

兔号	眼睛	药物	瞳孔 /mm		对光反射	
			用药前	用药后	用药前	用药后
甲	左	阿托品				
	右	毛果芸香碱				
		再滴阿托品				
乙	左	去氧肾上腺素				
	右	毒扁豆碱				
		再滴阿托品				

【注意事项】
1. 为避免睫毛刺激引起眨眼,实验前可将其剪掉。
2. 测量瞳孔时不能接触或刺激角膜,光照强度及角度要前后一致,否则将影响测瞳结果。
3. 观察对光反射只能用闪射灯光。

实验二 有机磷酸酯类中毒、解救及全血胆碱酯酶活性测定 (Organophosphate poisoning, rescue and determination of cholinesterase activity in blood)

【目的】掌握有机磷农药中毒症状,观察阿托品和解磷定对中毒的解救效果。熟悉全血胆碱酯酶的测定方法。

【原理】敌敌畏是一种有机磷酸酯类(organophosphate)的剧毒农药,通过抑制胆碱酯酶(cholinesterase),使体内乙酰胆碱大量堆积,产生 M 样和 N 样症状。阿托品和解磷定可分别解除 M 样症状和恢复胆碱酯酶活性,缓解中毒症状。

血中胆碱酯酶能催化乙酰胆碱水解为乙酸和胆碱。在一定条件(温度、pH、时间)下,乙酰胆碱水解的量和胆碱酯酶活力成正比。故在一定量的血液中加入一定量的乙酰胆碱,经过一定反应时间,测定剩余的乙酰胆碱量,即可算出水解乙酰胆碱的量,从而推算出胆碱酯酶的活力。乙酰胆碱可与羟胺作用生成羟肟酸,后者在酸性条件下与 Fe^{3+} 形成红棕色络合物羟肟酸铁,通过比色测定即可计算出乙酰胆碱的含量。

【材料】

1. 动物 家兔。

2. 药品及配制

(1)1% 敌敌畏溶液(DDV solution)。

(2)0.1% 硫酸阿托品溶液(atropine sulfate solution)。

(3)碘解磷定溶液(pralidoxime iodide solution)或氯解磷定溶液(pralidoxime chloride solution)。

(4)0.133mol/L 磷酸氢二钠溶液:称取 $Na_2HPO_4 \cdot 12H_2O$ 23.87g,用蒸馏水溶解,稀释至 500ml。

(5)0.133mol/L 磷酸二氢钾溶液:称取 KH_2PO_4 9.08g,用蒸馏水溶解,稀释至 500ml。

(6)pH 7.2 磷酸盐缓冲液:取 0.133mol/L 磷酸氢二钠溶液 72ml,与 0.133mol/L 磷酸二氢钾溶液 28ml 混合即成。

(7)0.001mol/L pH 4.5 醋酸盐缓冲液:以每升含冰醋酸 5.78ml 的水溶液 28ml 和每升含醋酸钠(不含结晶水)8.20g 的水溶液 22ml 混合即成;临用前以蒸馏水稀释 100 倍。

(8)0.07mol/L 乙酰胆碱底物贮存液:快速称取氯乙酰胆碱 0.127g(或溴化乙酰胆碱 0.158g),溶于 0.001mol/L pH 4.5 醋酸盐缓冲液 10ml 中。

(9)0.007mol/L 乙酰胆碱底物应用液:临用前取 0.07mol/L 乙酰胆碱底物贮存液,用 pH 7.2 的磷酸盐缓冲液稀释 10 倍。

(10)碱性羟胺溶液:临用前取等量 14% 氢氧化钠溶液和 14% 的盐酸羟胺溶液,混合即成。

(11)4mol/L 盐酸溶液:取浓度 36.5%、密度 1.19g/ml 的浓盐酸 31.73ml,加蒸馏水溶解,使成 100ml。

(12)10% 三氯化铁溶液。

3. 器材 分光光度计、兔固定箱、婴儿秤、注射器、试管、移液管、灌胃器。

【方法】

(一)有机磷酸酯类农药中毒及解救

1. 每组取家兔 1 只,称重,观察并记录其活动情况、呼吸、瞳孔大小、唾液分泌、大小便、肌张力及有无肌震颤等生理指标。

2. 用灌胃器从家兔嘴角滴入 DDV 溶液 1ml/kg,密切观察并记录上述各项生理指标的变化。

3. 出现明显中毒症状后,立即耳缘静脉注射硫酸阿托品溶液 2ml/kg,5min 后耳缘静脉注射氯解磷定溶液 0.3ml/kg(或碘解磷定溶液 2ml/kg),给药过程中和给药后密切观察各项生理指标的变化,并注意两种药物处理结果的区别和给药后好转的时间。

(二)全血胆碱酯酶活性的测定

1. 采正常血样:取正常家兔,经耳缘静脉取血 0.5ml,置于经 1% 肝素处理过的试管内。

2. 采中毒时血样：给家兔 DDV 灌胃，出现明显中毒症状后，按步骤 1 采血 0.5ml，置于 1% 肝素处理过的试管内。

3. 采集抢救后血样：分别于注射阿托品和解磷定后采集血样，方法同步骤 1。

4. 取上述 4 次采血所得待测血样样本，每份血样均分为标准管、待测管和空白管，测定方法按表 9-2-1 操作。每加一种试剂后均充分摇匀，严格控制保温时间。

表 9-2-1 全血胆碱酯酶活力测定操作步骤

步骤	加入量		
	标准管 /ml	测定管 /ml	空白管 /ml
1. pH 7.2 磷酸盐缓冲液	1.0	1.0	1.0
2. 全血（混匀后）	0.1	0.1	0.1
3. 37℃水浴预热 3min			
4. 乙酰胆碱底物应用液		1.0	
5. 37℃水浴保温 20min			
6. 碱性羟胺溶液	4.0	4.0	4.0
7. 乙酰胆碱底物应用液	1.0		
8. 室温静置 2min			
9. 4mol/L 盐酸溶液	2.0	2.0	2.0
10. 10% 三氯化铁溶液	2.0	2.0	2.0
11. 乙酰胆碱底物应用液			1.0
12. 用滤纸过滤，选用 525nm 波长于 15min 内比色完毕，以蒸馏水校正吸收度到零点，读取各管吸收度			

【结果整理】

（一）有机磷酸酯类农药中毒及解救

将实验结果填入表 9-2-2 中。

表 9-2-2 DDV 的中毒症状及解救效果

观察时间	活动情况	呼吸情况	瞳孔大小	唾液分泌	大小便情况	肌张力大小	肌震颤程度
给 DDV 前							
给 DDV 后							
给阿托品后							
给氯解磷定或碘解磷定后							

(二) 全血胆碱酯酶活性的测定

$$胆碱酯酶活力(单位/ml) = \frac{标准管吸收度 - 测定管吸收度}{标准管吸收度 - 空白管吸收度} \times 70$$

注：通常以 1ml 血液在规定条件下能分解 1μmol/L 乙酰胆碱定为 1 个胆碱酯酶活力单位。计算式中的"70"是由于每管中加有 7μmol/L 乙酰胆碱，0.1ml 血液，7×1.0/0.1=70。

【附】全血胆碱酯酶活力的比色测定法(纸片法)

有机磷药物中毒后体内胆碱酯酶活力受抑制，乙酰胆碱蓄积引起一系列症状。全血胆碱酯酶活力受抑制的程度，可相对反映中毒程度和治疗效果。正常生理情况下，胆碱酯酶使乙酰胆碱水解生成乙酸和胆碱，利用酸碱指示剂溴麝香草酚蓝的颜色变化，测定乙酸的生成量，即可反映胆碱酯酶活力高低。酶活力越高，分解乙酰胆碱越多，生成乙酸也越多，pH 值也越低；酶活力越低，分解乙酰胆碱就越少，生成乙酸也越少，pH 值就越高。

本法使用的纸片是由指示剂溴麝香草酚蓝和乙酰胆碱配成乙醇溶液浸在滤纸上制成，当纸片遇血液时，血斑开始显蓝色，以后逐渐由蓝变红。这是因为血液本身的 pH 值是 7.4 左右，起初指示剂变蓝将血液红色掩盖；随着酶反应的进行，乙酸产生使 pH 值下降，指示剂颜色逐渐变化，即蓝色被血液红色掩盖，所以观察为红色。

纸片的制备：称取溴麝香草酚蓝 0.14g，溴化乙酰胆碱 0.23g，加无水乙醇 20ml 溶解，再加 0.4mol/L NaOH 溶液约 0.57ml，调节 pH 值到 8.0 左右。将滤纸切成 1cm×30cm 大小条状，浸入溶液内待全部浸润湿后取出，悬挂晾干，剪成 1cm² 大小，置棕色瓶内以避光，注意防潮，避酸碱保存。

酶活力测定：取纸片一小块，放在玻璃中央，用小玻棒和注射针头蘸一小滴全血滴在纸片中央，立即盖上另一玻片，压紧，两端再用橡皮圈扎紧，使血滴均匀扩散成一圆形斑点(直径在 0.6~0.8cm 为宜)。注意血量太少易干，失去酶反应活性；过量则纸上出现三个圈，不易观察。将其置 37℃恒温水浴箱保温 20min 取出，然后与标准色板比色(比色时标准色板要平视观察，血片应透视观察其中央部分颜色变化。若在灯光下观察，血片不宜离灯光过近，更不要直接对准光源)，判断酶活力的百分数(表 9-2-3)。测得酶活力在 60% 以下时，即为中毒。

表 9-2-3　酶活力百分数

标准色板颜色	蓝	灰蓝	棕褐	棕	红棕
胆碱酯酶活力 /%	0	20	50	80	100

【注意事项】

1. DDV 可通过皮肤吸收，接触后应立即用清水冲洗干净。

2. 给解救药时动作要快，否则动物会因抢救不及时而死亡。

3. 每只家兔要从耳缘静脉多次采血，尽可能在同一部位进针。

4. 试管、实验用品需干燥清洁。

5. 操作时每加一种试剂均需充分摇匀，并严格控制保温时间。

【思考题】解救有机磷酸酯类农药中毒以何种用药方法最佳？

实验三 传出神经系统药物对家兔离体肠平滑肌的作用
(Effects of efferent nervous system drugs on isolated intestinal smooth muscle of rabbits)

【目的】利用兔十二指肠或上段空肠,观察乙酰胆碱、阿托品及氯化钡对离体兔肠平滑肌的作用。

【原理】离体兔肠平滑肌在适当的条件下可保持较长时间的自动节律性收缩。根据受体在肠平滑肌中分布的特点,可观察药物的作用,并可借助工具药分析其作用原理。

【材料】

1. 动物 家兔。

2. 药品与试剂 台氏液(Tyrode's solution)、0.001% 乙酰胆碱溶液(acetylcholine solution)、0.1% 硫酸阿托品溶液(atropine sulfate solution)、10% 氯化钡溶液(barium chloridize solution)。

3. 器材 BL-420F 生物机能实验系统、张力换能器、HW-400S 型恒温平滑肌槽、双凹夹、培养皿、缝线、1ml 注射器、10ml 注射器、手术器械一套。

【方法】

1. 打开 HW-400S 型恒温平滑肌槽,恒温(37 ± 0.5)℃。

2. 启动电脑,确认 USB 接口已经连通,打开 BL-420F 生物机能实验系统软件。在"实验项目"下拉菜单中选择"消化道平滑肌活动",或在"输入信号"下拉菜单中选择"1 通道"的"张力",在"1 通道"连接张力换能器。

3. 制备标本:取家兔 1 只,击头致死,剖腹,取出空肠或十二指肠,放入盛有台氏液的器皿中,用吸管吸取台氏液将肠内容物冲净,剥离肠系膜。将肠管剪成约 2~3cm 长的肠段备用。将肠管两端对角穿线,将其安放在盛有台氏液的平滑肌槽中,上端连接张力换能器,下端系于 L 型钩上,通入空气供氧。

4. 加药:待肠肌稳定 10min 后,描记正常曲线,然后依次加药并记录其曲线的变化。每次加药后均不换液,待肠收缩稳定后再加入下一种药物。加药顺序如下:

(1)0.001% 乙酰胆碱溶液 0.2ml;

(2)0.1% 硫酸阿托品溶液 0.2ml;

(3)0.001% 乙酰胆碱溶液 0.2ml;

(4)10% 氯化钡溶液 0.2ml;

(5)0.1% 硫酸阿托品溶液 0.2ml。

【结果整理】将描记的曲线图打印剪贴,标明题目、时间、地点、室温、实验者及主要条件(如肠段长度、走纸速度、加药标记等)。

【注意事项】

1. 向浴管内加药时,不要触碰连接线,也不要把药滴到管壁上。

2. 肠管与换能器连接线不宜太紧,亦不能与浴管壁接触。

3. 实验结束后,先确认 USB 接口已经关闭,再关闭 BL-420F 生物机能实验系统软件,最后关闭电脑。

实验四　传出神经系统药物对麻醉动物动脉血压的影响
（Effects of efferent nervous system drugs on the arterial blood pressure of anaesthetized animals）

【目的】观察传出神经系统药物对动物（狗、兔或大鼠）动脉血压的影响及药物之间的相互作用,分析药物对受体的作用。

【原理】传出神经系统药物通过作用于心脏和血管平滑肌上相应的受体产生心血管效应,导致动脉血压的变化。本实验通过观察肾上腺素受体和胆碱受体的激动药与拮抗药之间的相互作用,分析药物的作用机制。

【材料】

1. 动物　狗、家兔或大鼠。

2. 药品　0.01% 和 0.1% 乙酰胆碱溶液（acetylcholine solution）、1% 硫酸阿托品溶液（atropine sulfate solution）、0.01% 盐酸肾上腺素溶液（adrenaline hydrochloride solution）、0.01% 重酒石酸去甲肾上腺素溶液（noradrenaline bitartrate solution）、0.005% 硫酸异丙肾上腺素溶液（isoprenaline sulfate solution）、1% 甲磺酸酚妥拉明溶液（phentolamine methanesulfonate solution）、0.1% 噻吗洛尔溶液（timolol solution）、3% 戊巴比妥钠溶液（sodium pentobarbital solution）或 25% 乌拉坦（urethane solution）、500U/ml 肝素溶液（heparin solution）、生理盐水（normal saline）。

3. 器材　电脑、BL-420F 生物机能实验系统、手术台、手术器械、动脉插管、动脉夹、静脉插管、气管插管、压力传感器、注射器、三通管、纱布、丝线等。

【方法】

1. 麻醉、固定动物　取狗（或兔、大鼠）1 只,称重,以 3% 戊巴比妥钠腹腔注射 1ml/kg（大鼠 40mg/kg 腹腔注射,兔耳缘静脉注射乌拉坦 1.0g/kg）,麻醉后仰卧位固定于手术台上。

2. 生物机能实验系统准备　启动电脑,确认 USB 接口已经连通,打开 BL-420F 生物机能实验系统软件。在"输入信号"下拉菜单中选择"1 通道"的"压力",在"1 通道"连接压力传感器。

3. 手术　剪去颈部及一侧腹股沟的毛。在颈部做长约 10cm（兔为 5~7cm）的正中切口,分离出气管并做一倒"T"形切口。插入气管插管,用粗线结扎固定,以保持呼吸道通畅。于气管旁分离出一侧颈总动脉,结扎其远心端;在相距 3~5cm 的近心端放置动脉夹以阻断血流。将已充满肝素溶液的动脉插管连接到压力传感器,然后在靠近扎线处,用眼科剪刀剪一"V"形切口,将动脉插管朝向心方向插入,用线结扎固定。打开动脉夹及压力传感器上的三通管,动脉压的波动即可通过 BL-420F 生物机能实验系统软件描记下来。在一侧腹股沟处,做长约 4cm 的切口,分离出股静脉。将股静脉远心端结扎,在其近心端剪一小口,朝向心端插入已接滴定管的静脉套管,结扎固定,以备给药和输液用。家兔留置耳缘静脉套管。

4. 描记血压变化图形　先记录正常血压曲线,然后依次由股静脉或耳缘静脉给予下列三组药物。每次给药后均注入 3ml 生理盐水,以冲洗管内残留药物。待血压恢复原水平或平稳后再给下一药物。

（1）观察拟肾上腺素药对血压的作用及 α 受体阻断药对其作用的影响：① 0.01% 盐酸肾

上腺素溶液 0.1ml/kg；② 0.01% 重酒石酸去甲肾上腺素溶液 0.1ml/kg；③ 0.005% 硫酸异丙肾上腺素溶液 0.1ml/kg；④ 1% 甲磺酸酚妥拉明溶液 0.2ml/kg，缓慢注入；⑤ 5min 后，依次重复①、②、③。

(2) 观察拟肾上腺素药对血压的作用及 β 受体阻断药对其作用的影响：①盐酸肾上腺素（剂量同上）；②重酒石酸去甲肾上腺素（剂量同上）；③硫酸异丙肾上腺素（剂量同上）；④ 0.1% 噻吗洛尔溶液 0.1ml/kg，缓慢注入；⑤ 5min 后，依次重复①、②、③。

(3) 观察拟胆碱药对血压的作用及抗胆碱药对其作用的影响：① 0.01% 乙酰胆碱溶液 0.1ml/kg；② 1% 硫酸阿托品溶液 0.2ml/kg；③ 0.1% 乙酰胆碱溶液 0.5ml/kg。

【结果整理】将描记的曲线图打印剪贴，标明题目、时间、地点、室温、实验者及主要条件，分析图形变化原因；也可制成表格，将每次给药前后血压变化数值填入表中。

实验五　药物对兔离体主动脉环的作用
(Effects of drugs on isolated rabbit aortic rings)

【目的】观察去甲肾上腺素对血管平滑肌的作用，以拮抗剂为工具药分析其对受体的作用。

【原理】用离体血管环研究药物的作用，可排除各种神经、体液调节因素的影响，能定性或定量地研究药物对血管平滑肌的直接作用，并分析药物作用的机制，是一种研究药物对血管作用的有效方法。离体血管环制备简便，稳定性好，维持时间较长。向浴管内加入不同的药物，血管环的张力会发生改变。通过仪器记录其变化过程，可以分析药物对血管的作用，并可借助工具药（特异性受体激动剂或拮抗剂）分析药物的作用机制。

【材料】

1. 动物　家兔。

2. 药品　0.01% 重酒石酸去甲肾上腺素溶液（noradrenaline bitartrate solution）、0.1% 乙酰胆碱溶液（acetylcholine solution）、1% 甲磺酸酚妥拉明溶液（phentolamine methane solution）、克氏液（Kreb's solution）。

3. 器材　BL-420F 生物机能实验系统、张力换能器、HW-400S 型恒温平滑肌槽、双凹夹、培养皿、缝线、1ml 注射器、10ml 注射器、手术器械一套。

【方法】

1. 启动 HW-400S 型恒温平滑肌槽，恒温（37 ± 0.5）℃。

2. 启动电脑，确认 USB 接口已经连通，打开 BL-420F 生物机能实验系统软件。在"1 通道"连接张力换能器，在"输入信号"下拉菜单中选择"1 通道"的"张力"。

3. 制备标本：取家兔 1 只，棒击头部致死，开胸暴露心脏，将心脏和胸主动脉一同取下，置于含饱和氧的克氏液中，将心脏和周围的结缔组织仔细剪除干净，用眼科剪刀剪成 4~5cm 长的动脉环或宽 3~4mm、长 2~3cm 的螺旋形动脉条备用。

4. 悬挂标本：浴管内加入克氏液，用 L 型钩将动脉环固定于浴管内，通入 95%O_2 和 5%CO_2 混合气，借助丝线挂于张力换能器上，调节张力（约 2g），稳定一段时间，描记正常曲线。在给药前 10min 换一次新鲜克氏液。

5. 加药，描记曲线：向浴管内加入下列药物，给药量均为 0.1ml。

（1）0.01% 去甲肾上腺素溶液，待其作用达高峰后，再加入 0.1% 乙酰胆碱溶液，待其稳定后，冲洗 3 次后加其他药。

（2）0.01% 去甲肾上腺素溶液，待反应达高峰后，加入 1% 酚妥拉明溶液，待其稳定后，加入 0.01% 去甲肾上腺素溶液，观察反应如何。

【结果整理】将描记的曲线图打印剪贴，标明题目、时间、地点、室温、实验者及主要条件，分析图形变化原因；也可制成表格，将每次给药前后变化数值填入表中。

【注意事项】

1. 克氏液必须用新鲜重蒸馏水配制，充氧，并以 CO_2 调节 pH 为 7.4。

2. 分离及制备标本时，应尽量在营养液中操作。勿用力牵拉，以防损伤血管内膜。

3. 标本稳定的时间以 2h 为好。

4. 实验标本动脉条制备方法：将一根略细于主动脉的玻棒轻轻套在主动脉上，然后用眼科剪刀将主动脉螺旋剪成宽 3~4mm、长 2~3cm 的动脉螺旋条。

5. 该标本也可用于量效关系及竞争性拮抗实验。

（李　军，徐兴华）

第十章　中枢神经系统药物实验

中枢神经系统(central nervous system,CNS)药物的实验研究有一定难度,这是由于 CNS 的结构和功能都很复杂,实验条件不易控制。一般进行体内实验,既可外周给药,也可向脑血管、脑室或脑组织注射药物。常用实验动物为小鼠、大鼠和家兔。不同种类的药物用不同方法进行研究。

1. 镇静药实验　主要观察动物的自发活动,可用抖笼法、光电计数法等。

2. 催眠药实验　观察指标有翻正反射的消失时间及苏醒时间,也可用脑电图分析催眠药的作用。

3. 全身麻醉药实验　动物的麻醉指标应为角膜反射减弱或消失,同时皮肤夹捏反应消失。

4. 抗精神病药实验　观察给药后动物的行为变化,如激怒实验、条件反射实验等。

5. 抗惊厥药及抗癫痫药实验　可进行电惊厥、药物性惊厥及听源性惊厥实验,也可复制慢性脑部病灶模型,观察药物的作用。

6. 镇痛药物实验　可分为以下四类。

(1)化学刺激法:用化学物质(醋酸、酒石酸锑钾、缓激肽等)注入动物腹腔或其他部位,以引起疼痛反应(如扭体反应)。

(2)热刺激法:用一定温度刺激动物体表某个部位,以引起疼痛反应,如热板法、辐射法。

(3)电刺激法:采用电流刺激动物的尾巴、足掌、齿髓等部位,以引起疼痛反应。

(4)机械刺激法:用钳子、镊子等夹住动物的尾巴或后肢而引起疼痛。

7. 中枢兴奋药实验　常用筛选方法如下。

(1)观察给药后动物自发活动的增加、呼吸的加快加深以及反射时间的缩短等。

(2)对中枢抑制药的拮抗作用,如对抗中枢抑制药引起的呼吸抑制。

(3)逐段破坏 CNS 或记录 CNS 各部位的电活动,以确定中枢兴奋药的作用部位。

实验一　中枢兴奋药与中枢抑制药的对抗作用
(Antagonism of central stimulants and central depressants)

【目的】

1. 观察尼可刹米对硫喷妥钠引起家兔呼吸抑制的对抗作用。

2. 观察地西泮(安定)对尼可刹米引起家兔惊厥的对抗作用。

【原理】中枢兴奋药与中枢抑制药由于作用性质相反而表现出对抗作用。硫喷妥钠具有抑制呼吸中枢的作用,给家兔注射后可观察到呼吸抑制现象。尼可刹米可兴奋呼吸中枢,故可对抗硫喷妥钠的呼吸抑制作用。地西泮为中枢抑制药,具有抗惊厥作用,故可对抗尼可刹米的致惊厥作用。

【材料】

1. 动物　家兔,体重 2~3kg。

2. 药品　1% 硫喷妥钠溶液(sodium thiopental solution)、5% 和 25% 尼可刹米溶液(nikethamide solution)、0.5% 地西泮注射液(diazepam injection)、1% 盐酸丁卡因溶液(dicaine hydrochloride solution)、生理盐水(normal saline)、液体石蜡(paraffin oil)。

3. 器材　BL-420F 生物机能实验系统、张力换能器、玛利氏气鼓、铁支架、双凹夹、婴儿秤、家兔固定箱、鼻插管、硬塑料管、滴管、注射器(5ml 及 10ml)、头皮针、胶布。

【方法】

1. 生物机能实验系统准备　启动电脑,确认 USB 接口已经连通,打开 BL-420F 生物机能实验系统软件。在"1 通道"连接张力换能器,在"输入信号"下拉菜单中选择"1 通道"的"张力"。

2. 固定动物　将家兔称重后固定于兔固定箱内。

3. 描记呼吸　向兔的一侧鼻孔内滴入盐酸丁卡因溶液 1~2 滴,将鼻插管头端涂以液体石蜡慢慢插入鼻孔内,末端与玛利氏气鼓相连。当玛利氏气鼓上的薄膜随家兔呼吸而上下起伏明显时,用胶布将鼻插管固定。将玛利氏气鼓与张力换能器相连,描记一段正常呼吸曲线。

4. 呼吸抑制与对抗

(1)自兔耳缘静脉插入头皮针(7# 或 8# 针头),胶布固定,静脉注射生理盐水 2ml/kg,观察呼吸变化。

(2)静脉注射硫喷妥钠溶液 3~5ml/kg,注射速度先快后慢,边注射边观察呼吸曲线变化。发现呼吸幅度明显下降时停止给药。

(3)立即缓慢静脉注射 5% 尼可刹米溶液 5ml/kg,边注射边观察呼吸变化。当呼吸恢复正常后,停止给药,观察并记录呼吸曲线。

5. 惊厥与抗惊厥　将鼻插管拔出,家兔移出固定箱,快速静脉注射 25% 尼可刹米溶液 0.4~1.0ml/kg(如不出现惊厥可适当加量)。待出现惊厥后,立即静脉注射地西泮注射液 3ml/kg(可酌情加至 10ml/ 只),观察家兔有何变化。

【结果整理】

1. 描记呼吸曲线。

2. 记录尼可刹米诱发家兔惊厥的剂量及惊厥表现、注射地西泮的剂量及家兔的变化。

【注意事项】

1. 鼻插管一定要固定牢固,以免脱落或移动而影响描记呼吸曲线。

2. 给药前宜将对抗药品一并抽好备用。

3. 在注射硫喷妥钠时,应将兔的颈部拉直,以防卡住颈部而窒息。

4. 尼可刹米安全范围小,过量或注射太快易引起惊厥。

5. 严格地讲,应设立对照动物以确定药物的对抗呼吸抑制作用及抗惊厥作用。呼吸抑制也可用哌替啶引起,参考剂量为 30~50mg/kg。

实验二　药物对小鼠自发活动的影响
(Effects of drugs on spontaneous activity in mice)

【目的】通过观察地西泮对小鼠自发活动的影响,进一步理解镇静催眠药的作用及该类药研究的筛选方法。

【原理】动物的自发活动是其自然的生理特性,中枢神经系统的兴奋或抑制的表现形式之一就是影响自发活动。当给予动物中枢兴奋或抑制药时,即出现自发活动明显增减的现象。临床常用的镇静催眠药对中枢的抑制主要通过影响 γ- 氨基丁酸(GABA)递质而发挥作用。本实验给小鼠腹腔注射地西泮,出现自发活动减少就是这个机制。给小鼠腹腔注射咖啡因,使其自发活动增加,证明咖啡因是通过兴奋大脑皮质起作用的。

【材料】

1. 动物　小鼠,体重 18~22g。

2. 药品　0.1% 地西泮溶液(diazepam solution)、3% 苯甲酸咖啡因溶液(benzoate caffeine solution)、生理盐水(normal saline)。

3. 器材　药理生理多用仪及自发活动记录装置、注射器、天平。

【方法】

1. 打开药理生理多用仪电源开关,连接调整好记录装置。

2. 每组取小鼠 3 只,编号、称重。

3. 将甲鼠放入自发活动记录装置盒内,使其适应 5min,然后开始计时,观察并记录 5min 内小鼠的活动次数,作为给药前的活动情况以便对照比较。腹腔注射 0.1% 地西泮溶液 0.1ml/10g,再放回盒内。每隔 5min 记录 1 次,连续观察 20min。

4. 乙鼠如上操作,记录给药前 5min 内的活动次数。然后腹腔注射 3% 咖啡因溶液 0.1ml/10g,每隔 5min 记录 1 次小鼠的活动次数,连续观察 20min。

5. 丙鼠如上操作,记录给药前 5min 内的活动次数。然后腹腔注射生理盐水 0.1ml/10g,每隔 5min 记录 1 次小鼠的活动次数,连续观察 20min。

【结果整理】将获得的 3 只小鼠的实验结果填入表 10-2-1。

表 10-2-1　地西泮、咖啡因对小鼠自发活动的影响

鼠号	体重	用药量	5min 内活动次数				
			给药前 5min 内	给药后			
				0~5min	~10min	~15min	~20min
甲							
乙							
丙							

【注意事项】

1. 要求实验室内保持安静,减少或避免外界刺激。

2. 实验小鼠应禁食 12h,所用小鼠应在同一笼内生活 2d 以上。

实验三　药物抗小鼠电惊厥作用
（Anticonvulsive effects of drugs on electric convulsion in mice）

【目的】观察苯巴比妥钠及苯妥英钠的抗小鼠电惊厥作用。

【原理】电惊厥是筛选抗癫痫大发作药物的常用病理模型。给小鼠适当的电刺激,可诱发类似临床癫痫大发作的惊厥反应,表现为强直屈曲期→后肢伸直期→阵挛期→恢复期,以后肢强直作为惊厥的指标。通过观察给药前后惊厥反应的变化,判断药物的抗电惊厥作用。

【材料】

1. 动物　小鼠,体重 18~22g。

2. 药物　1% 苯巴比妥钠溶液(sodium phenobarbital solution)、1% 苯妥英钠溶液(sodium phenytoin solution)、生理盐水(normal saline)。

3. 器材　YSD-4 型药理生理多用仪、导线、金属鳄鱼夹、小鼠笼、1ml 注射器、棉球。

【方法】

1. 调节药理生理多用仪　将多用仪刺激方式置于"单次",A 频率置于"4Hz",时间置于"0.25s",后面板开关置于"电惊厥",电压调节右旋至最大位。将连有 2 只金属夹的导线插入后面板"输出"插座内,接通电源导线,打开电源开关。

2. 筛选动物　取小鼠 1 只,称重。将输出线上的两个鳄鱼夹尖端用生理盐水浸湿,1个夹在小鼠两耳间的皮肤上,另一个夹住小鼠的下唇,将小鼠悬空。按下"启动"钮,刺激3~5s,观察小鼠是否出现惊厥(以后肢伸直为指标),有惊厥反应的为合格。每组按此法选出 3 只小鼠,随机分为甲、乙、丙三组。

3. 给药　待惊厥小鼠恢复常态后,分别腹腔注射下列药物:

甲组:苯巴比妥钠溶液 0.1ml/10g;

乙组:苯妥英钠溶液 0.1ml/10g;

丙组:生理盐水 0.1ml/10g。

记录给药时间,观察各组小鼠活动情况。

4. 观察药后反应　给药后 30min,用药前的同样刺激参数对小鼠逐一进行电刺激,观察惊厥情况。

【结果整理】

1. 描述给药后各组小鼠的活动情况有何不同。

2. 将全实验室给药后惊厥反应的资料合并,填入表 10-3-1,进行统计处理。

由于本实验属于小样本的计数资料,且有可能出现"0",宜用直接概率法算出确切的概率,此法比 χ^2 检验灵敏且方便。公式为:

$$P=\frac{(a+b)!\,(c+d)!\,(a+c)!\,(b+d)!}{a!\,b!\,c!\,d!\,n!}$$

或 $\log P = \log(a+b)! + \log(c+d)! + \log(a+c)! + \log(b+d)! - (\log a! + \log b! + \log c! + \log d! + \log n!)$

表 10-3-1 药物抗惊厥作用的实验结果及统计处理

组别	动物反应情况		合计
	惊厥/只	不惊厥/只	
给药组	a	b	$a+b$
对照组	c	d	$c+d$
合计	$a+c$	$b+d$	$n=a+b+c+d$

该法计算出的 P 为单侧概率。因为本实验是观察两种药物是否具有抗电惊厥作用，给药组阳性率可能高于对照组，也可能低于对照组，故属双侧检验。判断统计学意义的标准为，单侧 $P \leqslant 0.025$ 表示组间差别有显著性统计学意义；单侧 $P \leqslant 0.005$ 表示"组间差别有极显著性统计学意义"；单侧 $P>0.025$ 则表示"组间差别无统计学意义"，可判断该药无效。

【注意事项】
1. 通电刺激时，给药前后电刺激参数要相同。
2. 刺激时，两鳄鱼夹切勿相碰，以免烧坏仪器。
3. 统计学处理时，资料中是否出现"0"需要区别对待，采用不同的方法进行统计。

实验四 苯巴比妥钠的抗戊四氮惊厥作用
(Anticonvulsive effects of sodium phenobarbital on the convulsion induced by pentetrazole)

【目的】观察苯巴比妥钠对抗戊四氮引起的惊厥作用。

【原理】本实验采用药物性惊厥实验模型。戊四氮可直接兴奋延髓呼吸中枢，过量则兴奋脊髓引起惊厥。根据用药后能否抑制惊厥的发作，可筛选具有抗惊厥作用的药物。

【材料】
1. 动物 小鼠，体重 18~22g。
2. 药品与试剂 0.5% 苯巴比妥钠溶液(sodium phenobarbital solution)、0.05% 戊四氮溶液(pentetrazole solution)、生理盐水(normal saline)。
3. 器材 天平、小鼠笼、注射器。

【方法】
1. 每组取小鼠 2 只，称重，分别腹腔注射苯巴比妥钠和生理盐水 0.1ml/10g。
2. 药后 30min，2 只小鼠均皮下注射戊四氮溶液 0.1ml/10g，观察 20min 内出现惊厥的动物数(以后肢伸直为惊厥指标)。

【结果整理】
1. 综合各组实验结果填入表 10-4-1 内。
2. 用 χ^2 检验判定苯巴比妥钠组与生理盐水组惊厥发生率差异有无统计学意义。

【注意事项】戊四氮用量要准确，否则影响实验结果。

表 10-4-1　药物抗惊厥作用

组别	戊四氮给药后动物反应情况		合计
	惊厥 / 只	不惊厥 / 只	
苯巴比妥钠组	a	b	$a+b$
生理盐水组	c	d	$c+d$
合计	$a+c$	$b+d$	$n=a+b+c+d$

实验五　氯丙嗪对电刺激诱发激怒反应的影响
(Effect of chlorpromazine on the experimental rage response induced by electrostimulation)

【目的】观察氯丙嗪对电刺激小鼠激怒反应的对抗作用。

【原理】氯丙嗪通过阻断脑干网状结构上行激活系统中的 α 受体,产生镇静、安定作用,可使实验动物对各种刺激的反应减弱或减慢。

【材料】

1. 动物　雄性小鼠,异笼喂养,体重 25g 左右。

2. 药品　0.1% 盐酸氯丙嗪溶液(chlorpromazine hydrochloride solution)、生理盐水(normal saline)。

3. 器材　YSD-4 型药理生理多用仪及其附件、刺激激怒盒、注射器、小鼠笼、天平。

【方法】

1. 将药理生理多用仪后面板上的开关拨向 "激怒" 一边(禁止拨向 "恒温" 一边),交流电压输出调节旋钮逆时针方向旋至最小。把交流电压输出线插入后面板 "交流输出" 两芯插座内,此导线连接于电刺激盒的红黑二线柱上;"时间" 按钮拨在 1s;"频率" 钮拨在 4Hz(即输出脉冲持续时间为 1/4s),刺激方式置于 "连续 B"。

2. 每组取异笼喂养的雄性小鼠 4 只,称重,标记。每 2 只鼠为一对,分次放入附件盒内。接通电源,调节交流电压的输出强度,逐渐由小增大,直至小鼠出现激怒反应(两鼠竖立,互相撕咬)为止(约 50~60V)。记录阈电压。

3. 取一对小鼠腹腔注射盐酸氯丙嗪 0.15ml/10g,另一对小鼠腹腔注射等容量生理盐水。给药后 20min,分别再以给药前的阈电压进行刺激,观察两对小鼠给药前后反应的差异。

【结果整理】综合全室结果填入表 10-5-1。

表 10-5-1　氯丙嗪对电刺激诱发小鼠激怒反应的影响

鼠号	体重 /g	药物与剂量	激怒阈值电压 /V	激怒反应	
				给药前	给药后

【注意事项】

1. 刺激电压的调节应从低到高找出合适的阈电压。过低不引起激怒,过高易致小鼠逃避。

2. 动物敏感性差异较大,实验前应进行筛选,反应差者弃之不用。

3. 如无多用仪,可用铜丝做成刺激盘。铜丝分两极,连接可调变压器控制刺激强度,以交流电 20~25V 进行刺激,促使两鼠格斗。

实验六 氟哌啶醇诱发僵住症及东莨菪碱的防治作用
(Catalepsy induced by haloperidol and preventive and therapeutic effect on catalepsy of scopolamine)

【目的】 观察氟哌啶醇引起的锥体外系反应及药物的防治作用。

【原理】 氟哌啶醇阻断黑质 - 纹状体通路的多巴胺受体(DA 受体),使纹状体中 DA 的功能减退,而乙酰胆碱(ACh)功能占优势,产生锥体外系反应,常表现为急性肌张力障碍及静坐不能。中枢抗胆碱药对此症有良好防治作用。

【材料】

1. 动物 小鼠,体重 18~22g。

2. 药品 0.012 5% 氟哌啶醇溶液(haloperidol solution)、0.03% 氢溴酸东莨菪碱溶液(scopolamine hydrobromide solution)。

3. 器材 注射器、天平、小木凳。

【方法】

1. 每组取小鼠 3 只,甲、乙两鼠分别腹腔注射氟哌啶醇 0.1ml/10g,丙鼠腹腔注射氢溴酸东莨菪碱 0.3ml/10g。30min 后,观察各鼠是否出现僵住症,即动物闭眼趴伏,悬吊于铁丝上可持续较长时间(数分钟)不动;或将其四肢放在反置的小木凳上,可保持原姿势数秒钟至数十秒钟不变。

2. 待出现僵住症后,乙鼠腹腔注射氢溴酸东莨菪碱 0.3ml/10g,丙鼠腹腔注射氟哌啶醇 0.1ml/10g,甲鼠留作对照。30min 后,再比较三鼠的症状表现。记录僵住症的持续时间。

【结果整理】 记录并比较 3 只小鼠所出现的反应,分析产生上述反应的原因。

实验七 氯丙嗪与复方氨林巴比妥注射液降温作用比较
(Comparison of the hypothermal effects of chlorpromazine and compound amylin barbital injection)

【目的】 观察并比较氯丙嗪及复方氨林巴比妥的降温作用,了解两药的降温特点。

【原理】 氯丙嗪能抑制下丘脑体温调节中枢,使体温变化受环境温度的影响。复方氨林巴比妥主要含氨基比林和安替比林,可抑制前列腺素合成酶,减少前列腺素合成,使发热的体温降至正常。

【材料】

1. 动物 家兔。

2. 药品　生理盐水(normal saline)、0.5% 盐酸氯丙嗪溶液(chlorpromazine hydrochloride solution)、复方氨林巴比妥注射液(compound amylin barbital injection)、10% 蛋白胨溶液(peptone solution)。

3. 器材　体温计、注射器。

【方法】

1. 每组取健康家兔 3 只,称重,编号,用体温计测正常体温。

2. 3 只家兔分别静脉注射蛋白胨 3ml/kg,每隔 30min 测一次体温。

3. 待体温升高 0.6℃以上时,1 号兔腹腔注射复方氨林巴比妥 2ml/kg,2 号兔腹腔注射氯丙嗪 2ml/kg,3 号兔腹腔注射等容量生理盐水。给药后每隔 30min 测各兔体温 1 次,共 2~3 次,比较其结果有何不同。

【结果整理】综合全室数据,自行设计表格总结并统计分析各组体温变化情况。

【注意事项】

1. 家兔应健康,雌性者应无孕。

2. 家兔正常体温一般在 38~39.5℃,体温过高者对致热原反应差。

3. 测温前使家兔安静,将体温计甩至 35℃以下,头端涂以液体石蜡,轻插入肛门 4~5cm,扶住体温计,3min 后取出读数。

实验八　疼痛模型制备与药物的镇痛作用
(Preparation of the pain model and the analgesic effect of drugs)

【目的】学习疼痛模型的制备方法和镇痛药物(analgesics)的研究评价方法。观察比较哌替啶和阿司匹林的镇痛作用。

【原理】根据引起疼痛反应的刺激性质不同,疼痛模型可分为四类,即化学刺激法、热刺激法、电刺激法和机械刺激法。化学刺激法是用一些化学物质(如酒石酸锑钾、醋酸、缓激肽等)注入腹腔或其他部位,引起动物的疼痛反应,如扭体法。热刺激法系用一定温度刺激动物体表某个部位,引起疼痛反应,如热板法、光辐射热法。电刺激法是采用电流刺激动物尾巴、足掌、齿髓等部位引起疼痛反应。机械刺激法是用特殊加压装置或钳子、镊子等刺激动物尾巴或后肢引起疼痛反应。这些疼痛模型均可用于镇痛药的筛选和评价。

一、扭体法(writhing method)

酒石酸锑钾溶液注入小鼠腹腔可刺激腹膜引起持久性疼痛,使动物产生扭体反应,表现为腹部内凹,后肢伸长、背部高起、躯体扭曲。通常给药组比对照组扭体反应发生率降低 50% 以上,即认为该药有镇痛作用。

【材料】

1. 动物　小鼠,体重 18~22g。

2. 药品与试剂　0.4% 盐酸哌替啶溶液(pethidine hydrochloride solution)、4% 阿司匹林溶液(acetylsalicylic acid solution)、0.05% 酒石酸锑钾溶液(antimony potassium tartrate solution)、生理盐水(normal saline)。

3. 器材 天平、小鼠笼、1ml 注射器。

【方法】

1. 分组 取 18~22g 小鼠 6 只,分成甲、乙、丙 3 组,每组 2 只。称重,染色标记。

2. 给药 各鼠分别腹腔注射下列药物 0.1ml/10g,记录给药时间:

甲组:0.4% 盐酸哌替啶溶液;

乙组:4% 阿司匹林溶液;

丙组:生理盐水。

3. 观察药物的镇痛作用 给药后 30min,各组小鼠均腹腔注射酒石酸锑钾溶液 0.1ml/10g(或 6mg/ml 醋酸溶液 0.2ml/ 只),观察 10min 内各组出现扭体反应的动物数。

【结果整理】综合全室结果填入表 10-8-1。

表 10-8-1　哌替啶和阿司匹林对小鼠的镇痛作用

组别	药物	鼠数	扭体反应数	无扭体反应数	镇痛百分率
甲	哌替啶				
乙	阿司匹林				
丙	生理盐水				

计算镇痛百分率(P),并进行统计学处理。

$$P=\frac{\text{给药组无扭体反应的动物数}-\text{生理盐水组无扭体反应的动物数}}{\text{生理盐水组扭体反应的动物数}}\times100\%$$

【注意事项】

1. 酒石酸锑钾溶液应在临用前新鲜配制,若存放过久常使其作用减弱。其用量宜根据室温进行适当调整。

2. 扭体反应为一过性表现,腹腔注射酒石酸锑钾后应密切观察动物的反应。

二、热板法(hot-plate method)

将小鼠置于 55℃ 左右的热板上,热刺激小鼠足部产生痛觉反应,表现为舔后足,故以小鼠放于热板上至出现舔足反应的时间(痛觉阈值)作为痛觉指标。具有镇痛作用的药物可延长痛觉反应出现的时间。

【材料】

1. 动物 雌性小鼠,体重 18~22g。

2. 药品与试剂 同扭体法。

3. 器材 HSS-1B 数字式超级恒温浴槽、秒表、天平、小鼠笼、1ml 注射器。

【方法】

1. 仪器调试 接通 HSS-1B 数字式超级恒温浴槽电源,设定水浴温度为(55±0.5)℃。

2. 筛选动物 温度到达设定值后,将小鼠放入恒温浴槽的铝杯内,立即用秒表记录时间。从小鼠进入铝杯到出现舔后足反应的时间间隔作为该鼠的痛阈值。间隔 5min 重测 1 次,取 2 次结果的平均值作为该鼠药前痛阈值。凡在 30s 内不舔后足者弃之。每实验小组筛选合格小鼠 6 只。

3. 分组与给药　将 6 只小鼠随机均分为 3 组,用苦味酸溶液标记编号。各组小鼠分别腹腔注射下列药品 0.1ml/10g,并记录给药时间:

甲组:0.4% 盐酸哌替啶溶液;

乙组:4% 阿司匹林溶液;

丙组:生理盐水。

4. 结果观察　给药后 15min、30min、60min 时同法测痛阈值各 1 次。对 60s 内不舔后足的小鼠应立即取出,痛阈值按 60s 计算,以免烫伤脚爪而影响下次测定。

【结果整理】综合全室实验结果,计算出各组小鼠的痛阈值的平均数($\bar{x}$)及标准差(s),填入表 10-8-2。

表 10-8-2　哌替啶和阿司匹林对小鼠的镇痛作用($\bar{x} \pm s$)

组别	动物数	痛阈值 /s			
		药前	药后 15min	药后 30min	药后 60min
哌替啶					
阿司匹林					
生理盐水					

计算各组动物用药后 15min、30min、60min 时的痛阈值提高百分率(P),并进行统计学处理。

$$P = \frac{药后痛阈值均数 - 药前痛阈值均数}{药前痛阈值均数} \times 100\%$$

以时间(min)为横坐标,痛阈值提高百分率为纵坐标,绘制各组的时 - 效曲线。

【注意事项】

1. 小鼠宜选用雌性,因雄性小鼠受热后阴囊下垂,触及铝杯底部可致反应过敏,影响实验结果。

2. 水浴温度应恒定,以 55℃为宜,过低动物反应迟钝,过高则反应敏感,易产生跳跃,影响观察。

三、光辐射热甩尾法(light radiant heat inducing tail-flick method)

用卤钨灯泡(50W/12V)为光源,经反光镜聚集后通过直径 3mm 小孔直接照射固定的小鼠尾部,由辐射热致痛可引起小鼠甩尾反应。记录照射开始至小鼠出现甩尾反应的时间(痛觉阈值)作为痛觉指标,用以观察和评价药物的镇痛作用。

【材料】

1. 动物　小鼠,体重 18~22g。

2. 药品与试剂　同扭体法。

3. 器材　光热测痛仪(thermal pain measurement instrument)、秒表、天平、小鼠笼、1ml 注射器。

【方法】

1. 筛选动物　将小鼠装入实验装置,使光源对准距尾尖 0.5cm 处。打开光源,立即用秒表计时,以小鼠甩尾时间在 7s 左右者为合格(每鼠测 3 次,每次间隔 5min,取 3 次平均值作为基础痛阈值)。

2. 分组与给药 同热板法。

3. 结果观察 于给药后 30min 和 60min,将小鼠放入实验装置内,同法测定痛阈值(以小鼠甩尾为指标),按停止键,记下时间。对照射 20s 不出现甩尾者,立即停止照射,痛阈值按 20s 计算。

【结果整理】综合全室结果填入表 10-8-3。

表 10-8-3 哌替啶和阿司匹林对小鼠的镇痛作用($\bar{x} \pm s$)

组别	动物数	痛阈值 /s		
		药前	药后 30min	药后 60min
哌替啶				
阿司匹林				
生理盐水				

【注意事项】

1. 室温保持在 20℃左右为宜。

2. 筛选动物时,反应时间小于 2s(太敏感)或大于 10s(太迟钝)者弃之不用。

3. 药后测试的最长照射时间限定为 20s,以防局部烫伤影响测痛结果。

【思考题】

1. 本实验中三种疼痛模型的观察指标分别属于哪类统计资料?应选用哪种统计学方法处理?

2. 结合实验结果,分析影响实验结果的各种因素。如何把影响因素控制在最低限度?

3. 结合实验结果,分析讨论哌替啶与阿司匹林的镇痛作用特点。

4. 痛觉是如何传导的?

（王传功,林丽文,巴再华）

第十一章 心血管系统药物实验

作用于心血管系统的药物较多,经典的实验方法也比较完整。如观察利多卡因抗家兔心律失常的实验、噻吗洛尔抗室颤和耐常压缺氧能力的实验、强心苷类药物对蛙心收缩力的影响、维拉帕米增加家兔心脏灌流量的实验、可乐定抗高血压的机制研究实验等。这类实验具有代表性突出、结果可靠、易操作的特点。

实验一 利多卡因对氯化钡诱发心律失常的治疗作用
(Therapeutic action of lidocaine on the arrhythmia induced by barium chloride)

【目的】了解氯化钡引起心律失常的方法,观察利多卡因对氯化钡诱发的心律失常的治疗作用。

【原理】氯化钡可能通过抑制 K^+ 外流,增加膜电位 4 相坡度,提高心房传导组织、房室束及浦氏纤维等快反应细胞的自律性,诱发心律失常。主要表现为室性期前收缩、二联律、室性心动过速和室颤等,常作为一种实验性心律失常模型而用于学习和研究。利多卡因通过促进 K^+ 外流,抑制 Na^+ 内流发挥抗心律失常的治疗作用。

【材料】

1. 动物　家兔。

2. 药品　0.4% 氯化钡溶液(barium chloride solution)、0.5% 盐酸利多卡因溶液(lidocaine hydrochloride solution)、20% 乌拉坦溶液(urethane solution)。

3. 器材　BL-420F 生物机能实验系统、兔手术台、注射器、秒表、棉球、针状电极、固定带、头皮针等。

【方法】

1. 取家兔 2 只,称重,耳缘静脉注射 20% 乌拉坦 5ml/kg,麻醉后仰卧位固定于兔手术台上。

2. 启动电脑,确认 USB 接口已经连通,打开 BL-420F 生物机能实验系统软件。在实验系统的 1 信号通道上连接心电图导联线,在"实验项目"下拉菜单中选择"循环实验"的"全导联心电"。将心电图导联线的针按顺序分别刺入四肢皮下,连接心电示波器,观察并记录正常Ⅱ导联心电图。

3. 耳缘静脉注射 0.4% 氯化钡溶液 1ml/kg 并记录给药后 10s、30s、1min、3min、5min、7min、9min……的心电图。待心律失常出现后,其中 1 只家兔立即耳缘静脉缓慢注射 0.5% 盐酸利多卡因溶液 1ml/kg,并记录给药后 30s、1min、3min、5min、7min……的心电图,如 1min 内心电图无明显改善,可适当增加剂量,直至出现疗效。

另一只家兔作为对照,待其心律失常后,静脉注射等容量生理盐水,以相同方法记录心电图。

【结果整理】剪辑有代表性的心电图段落,比较每只家兔心电图变化情况及心律失常的持续时间,以此评价利多卡因对氯化钡诱发心律失常的拮抗作用。

【注意事项】氯化钡造成家兔心律失常后,个别动物可自行缓解,但一般应超过 15min,此时,可比较两兔心律失常持续时间的差异。

实验二 普萘洛尔对抗肾上腺素诱发家兔心律失常的作用
(Therapeutic action of propranolol on the arrhythmia induced by adrenaline in rabbits)

【目的】了解氯仿-肾上腺素引起心律失常的方法,观察普萘洛尔对氯仿-肾上腺素诱导的心律失常的治疗作用。

【原理】肾上腺素是 α、β 受体的激动剂,可作用于心肌、传导系统和窦房结的 $β_1$ 受体,加强心肌收缩性,加速传导,加速心率。如剂量太大或静脉注射太快,可引起心律失常,出现期前收缩,甚至引起心室纤颤。普萘洛尔阻断 $β_1$ 受体而抗心律失常。阿托品是 M 受体阻断剂,是治疗缓慢性心律失常常用的药物。

【材料】

1. 动物 家兔。

2. 药品 氯仿(chloroform)、0.02% 肾上腺素溶液(adrenaline solution)、0.2% 普萘洛尔溶液(propranolol solution)、0.1% 阿托品(atropine solution)。

3. 器材 BL-420F 生物机能实验系统、兔手术台、铁支架、麻醉口罩、注射器、秒表、棉球、针状电极、头皮针等。

【方法】

1. 麻醉动物:取健康 2.5~3.0kg 家兔 1 只,称重,仰位固定于兔手术台上,罩上麻醉口罩。将氯仿慢慢滴在麻醉口罩上进行吸入麻醉,注意观察其角膜反应,使麻醉维持在三期一级(角膜反射刚消失)为度。

2. 启动电脑,确认 USB 接口已经连通,打开 BL-420F 生物机能实验系统软件。在实验系统的 1 信号通道上连接心电图导联线,在"实验项目"下拉菜单中选择"循环实验"的"全导联心电"。将心电图导联线的针按右前肢(红)、左前肢(黄)、右后肢(黑)、左后肢(绿)的顺序分别刺入四肢皮下,连接心电示波器,观察并记录正常Ⅱ导联心电图。记录正常心电图 5min。

3. 依次注射下列药品,并观察心电图变化。

(1)由耳缘静脉快速注射 0.02% 肾上腺素溶液 0.5ml/kg,能迅速出现心律失常(室性期前收缩、室性心动过速)并维持 2~3min,5~6min 后恢复窦性心律,以 BL-420F 生物机能实验

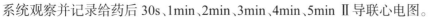

系统观察并记录给药后 30s、1min、2min、3min、4min、5min Ⅱ 导联心电图。

（2）由耳缘静脉缓慢注射 0.2% 普萘洛尔溶液 0.5ml/kg，约 2min 注射完毕，亦以 BL-420F 生物机能实验系统观察并记录给药后 30s、1min、2min、3min、4min、5min Ⅱ 导联心电图。

（3）再由耳缘静脉迅速注射 0.02% 肾上腺素 0.5ml/kg，并以上述方法记录心电图。

（4）耳缘静脉注射 0.1% 阿托品 0.8ml/kg，记录心电图一次。

（5）耳缘静脉缓慢注射 0.2% 普萘洛尔 0.5ml/kg，观察并记录心电图。

（6）耳缘静脉注射 0.02% 肾上腺素 0.5ml/kg，并观察记录是否出现心律失常。

【结果整理】将观察结果填入表 11-2-1 中，分析药物对心率及心律的影响。

表 11-2-1　药物对家兔心率及心律的影响

观察项目	给药前	肾上腺素	普萘洛尔	肾上腺素	阿托品	普萘洛尔	肾上腺素
心率 / （次·min⁻¹）							
心律变化							

心率从心电图计算，公式如下：

$$心率（次/min）=60/R\text{-}R \text{间期}（s）（5 次平均值）$$

【注意事项】

1. 家兔吸入氯仿时要注意勿过量，否则易致呼吸麻痹而死亡。

2. 注射肾上腺素速度要快，引起心律失常时间很短，要及时观察。

3. 在注射普萘洛尔抗心律失常后，再由耳缘静脉注射肾上腺素，未出现异位室性心律，但出现窦性心动过缓，考虑是肾上腺素快速注射，血压升高，反射性引起迷走神经兴奋所致。先用阿托品静脉注射，一旦阻断迷走神经反射后再静脉注射肾上腺素，则不出现窦性心动过缓。

4. 每次给药后，待心电图稳定后再进行下次给药。

实验三　抗高血压药物对家兔离体主动脉环的作用
(Effect of antihypertensive drugs on isolated aortic rings in rabbits)

【目的】观察抗高血压药物硝苯地平、哌唑嗪对血管平滑肌的作用。

【原理】家兔离体主动脉环可用来观察药物对血管平滑肌收缩与舒张功能的影响。本实验以血管环张力曲线为指标，利用去甲肾上腺素（NA）或高浓度 KCl 溶液诱导血管平滑肌收缩，观察抗高血压药物硝苯地平、哌唑嗪对血管环收缩的影响。

【材料】

1. 动物　家兔。

2. 药品　0.4%KCl 溶液（potassium chloride solution）、0.01% 重酒石酸去甲肾上腺素溶液（noradrenaline bitartrate solution）、0.4% 哌唑嗪溶液（prazosin solution）、0.01% 硝苯地平溶液（nifedipine solution）、克氏液（Kreb's solution）。

3. 器材　BL-420F 生物机能实验系统、张力换能器、HW-400S 型恒温平滑肌槽、多用电源插座、双凹夹、培养皿、缝线、1ml 注射器、10ml 注射器、手术器械一套。

【方法】

1. 启动 HW-400S 型恒温平滑肌槽,恒温(37 ± 0.5)℃。

2. 启动电脑,确认 USB 接口已经连通,打开 BL-420F 生物机能实验系统软件。在 "2 通道" 连接张力换能器,在 "输入信号" 下拉菜单中选择 "2 通道" 的 "张力"。

3. 制备标本:取家兔 1 只,棒击头部致死,开胸暴露心脏,将心脏和胸主动脉一同取下,置于含饱和氧的克氏液中,将心脏和周围的结缔组织仔细剪除干净,用眼科剪刀剪成 4~5cm 长的动脉环备用。

4. 悬挂标本:浴管内加入克氏液,用 L 型钩将动脉环固定于浴管内,通入 95%O_2 和 5%CO_2 混合气,借助丝线挂于张力换能器上,调节张力(约 2g),稳定一段时间,描记正常曲线。在给药前 10min 换一次新鲜克氏液。

5. 按顺序加药,记录张力曲线的变化。

(1)加入 0.01% 去甲肾上腺素溶液 0.1ml,待其作用达高峰后,反复冲洗标本 3 次。

(2)待主动脉环恢复后,加入 0.01% 硝苯地平 0.1ml。15min 后,重复步骤(1)。待作用稳定后,反复冲洗标本 3 次。

(3)待主动脉环恢复后,加入 0.4% 哌唑嗪 0.2ml。15min 后,重复步骤(1)。待作用稳定后,反复冲洗标本 3 次。

(4)加入 0.4%KCl 溶液 0.1ml,待其作用达高峰后,反复冲洗标本 3 次。

(5)待主动脉环恢复后,加入 0.01% 硝苯地平 0.1ml。15min 后,重复步骤(4)。待作用稳定后,反复冲洗标本 3 次。

(6)待主动脉环恢复后,加入 0.4% 哌唑嗪 0.2ml。15min 后,重复步骤(4)。

【结果整理】将描记的曲线图打印剪贴,标明题目、时间、地点、室温、实验者及主要条件,分析图形变化原因;也可制成表格,将每次给药前后变化数值填入表中。

【注意事项】

1. 克氏液必须用新鲜重蒸馏水配制,充氧,并以 CO_2 调节 pH 为 7.4。

2. 分离及制备标本时,应尽量在营养液中操作。勿用力牵拉,以防损伤血管内膜。

实验四　强心苷对离体蛙心的影响
(Effect of cardial glycosides on the isolated frog heart)

【目的】学习离体蛙心灌注法,观察强心苷对离体蛙心收缩强度、频率和节律的影响以及强心苷和钙离子的协同作用。

【原理】青蛙或蟾蜍等两栖类动物的离体心脏在一定条件下能存活较长时间,适用于观察药物对离体心脏的作用。因强心苷对衰竭心脏作用明显,可以利用低钙降低离体蛙心的功能,以观察药物的作用。

【材料】

1. 动物　青蛙或蟾蜍,70g 以上。

2. 药品　任氏液(Ringer's solution)、低钙任氏液(Ringer's solution containing low level of calcium)(所含 $CaCl_2$ 量为一般任氏液的 1/4,其他成分不变)、5% 洋地黄溶液(digitalis solution)

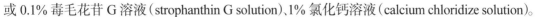

或 0.1% 毒毛花苷 G 溶液 (strophanthin G solution)、1% 氯化钙溶液 (calcium chloridize solution)。

3. 器材 BL-420F 生物机能实验系统、手术器械、蛙板、探针、斯氏蛙心插管、蛙心夹、双凹夹、长柄木夹、铁支架、滴管、丝线。

【方法】

1. 启动电脑,确认 USB 接口已经连通,打开 BL-420F 生物机能实验系统软件。在实验系统的 2 信号通道上连接张力换能器,在"输入信号"下拉菜单中选择"2 通道"的"张力"。

2. 取蛙或蟾蜍一只,从枕骨大孔插入探针破坏大脑和脊髓,仰位固定于蛙板上。依次剪开胸部皮肤,剪除胸部肌肉及胸骨,打开胸腔,剪破心包膜,暴露心脏。

3. 结扎右主动脉,在主动脉弓下穿一线,打一松结备用。在左主动脉上朝向心端剪一"V"形口,插入盛有任氏液的蛙心插管。通过主动脉球转向左后方,同时用镊子轻提动脉球,向插管移动的相反方向拉即可。

4. 使插管尖端顺利进入心室。看到插管内的液面随着心脏的搏动而上下波动后,将松结扎紧、固定,剪断两根动脉。持插管提起心脏,用线从静脉窦以下把其余血管一起结扎,在结扎处下方剪断血管,使心脏离体。用滴管吸去插管内的血液,并用任氏液连续换洗直至无血色,插管内保留 1.5ml 左右的任氏液。将蛙心插管固定于铁支架上。

5. 用带有长线的蛙心夹夹住心尖,将长线连于张力换能器,记录一段正常心脏搏动曲线后,依次换加下列药液。每加一种药液后,密切注意心脏收缩强度、心率、房室收缩是否一致等方面的变化。

(1)换入低钙任氏液。

(2)当心脏收缩明显减弱时,向插管内加入 5% 洋地黄溶液(或 0.1% 的毒毛花苷 G 溶液)0.2ml,当作用明显时,再向插管内加入 1% 的氯化钙溶液 2~3 滴。

【结果整理】剪贴或复制心脏的收缩曲线,图下注明加药、换药、心率、房室收缩是否一致、心室体积变化等方面的说明。分析实验结果。

【注意事项】

1. 本实验以用青蛙心脏为好。因蟾蜍皮下腺体中含有强心苷样物质,其心脏对强心苷较不敏感。

2. 开胸不可太大,以防止腹腔内脏翻出。

3. 在剪开左侧主动脉前,应先将蛙心插管的尖端置动脉球处,与动脉平行选择适宜的剪口,以免剪口过高或过低。

4. 插有套管的蛙心放在冰箱中,可供数日内应用。

实验五 药物对离体家兔(或豚鼠)心脏冠脉流量的影响
(Effects of drugs on coronary flow of isolated rabbit or guinea pig heart)

【目的】学习离体心脏冠脉灌流实验方法,观察药物对心脏冠脉流量、心率和心肌收缩力的影响。

【原理】离体心脏不受体液和神经因素的影响,易于直接观察药物对冠状血管、心率和心肌收缩力的作用。

【材料】

1. 动物 家兔或豚鼠。

2. 药品 0.001% 盐酸肾上腺素溶液(adrenaline hydrochloride solution)、0.1% 盐酸维拉帕米溶液(verapamil hydrochloride solution)、0.1U/ml 垂体后叶激素溶液(pituitrin solution)、1% 亚硝酸钠溶液(nitrite sodium solution)、任洛氏液(Ringer-Locke's solution)。

3. 器材 灌流瓶、恒压管、电热恒温水浴箱、蛇形玻璃管、心脏保温装置、主动脉插管、温度计、换能器、记录仪、供氧装置、手术器械 1 套、培养皿、漏斗、量筒、小烧杯、注射器、秒表。

【方法】

1. 打开 HW-400S 型恒温平滑肌槽,使水浴温度为(37±0.5)℃,浴管内加入任洛氏液,通气,按 40~60 气泡 /min 的速度供氧。

2. 启动电脑,确认 USB 接口已经连通,打开 BL-420F 生物机能实验系统软件。在实验系统的 2 信号通道上连接张力换能器,在"输入信号"下拉菜单中选择"2 通道"的"张力"。

3. 取家兔(或豚鼠)1 只,用木棒击其后脑致死。剪开胸壁,暴露心脏,剪破心包,轻轻提起心脏,剪断与心脏相连的血管,取出心脏。立即将心脏放入 4℃的任洛氏液中,轻轻挤压心脏,排出余血。找出主动脉残端,套在主动脉插管上,结扎固定。打开弹簧夹使任洛氏液由冠脉流经心肌而入右心房,从腔静脉、肺动脉的残端流出。

4. 用蛙心夹夹住心尖部,连接换能器,记录心脏收缩曲线。在心脏下置一漏斗,下接量筒,以测定冠脉流量。

5. 让心脏适应约 10min,并且各项指标均稳定后,测量连续 3min 的每分钟冠脉流量。若数值相近以其平均值作为给药前的正常流速。此值以 5~10ml/min 为宜。可根据心脏大小,适当调整灌流压而加以控制。

6. 测定正常流量后,从心脏插管的侧支依次注入下列药物,测定给药后 5~10min 内的每分钟冠脉流量(根据药物作用时间的长短而定),找出其极值,算出给药后冠脉流量的最大增减值。每一种药物过后,需待其恢复至正常流量后,才可给予另一种药物。

(1)0.001% 盐酸肾上腺素溶液 0.2ml。

(2)0.1% 盐酸维拉帕米溶液 0.2ml。

(3)0.1U/ml 垂体后叶激素溶液 0.2ml。

(4)1% 亚硝酸钠溶液 0.3ml。

【结果整理】按表 11-5-1 整理数据,分析药物对离体心脏冠脉流量的影响。

表 11-5-1 药物对家兔或豚鼠冠脉流量的影响

给药次序	药物及给药量	冠脉流量 /ml		冠脉流量增减百分率
		给药前 1min 2min 3min 平均值	给药后 1min 2min 3min 4min…极值	
1				
2				
3				
4				

$$冠脉流量增加百分率 = \frac{(给药后极值 - 给药前均值)}{给药前均值} \times 100\%$$

冠脉流量增加 30% 以上时可认为有明显的扩张冠脉作用。

【注意事项】

1. 任洛氏液必须用新鲜双蒸水配制。

2. 制备离体心脏时不要伤及窦房结,操作要迅速。主动脉插管不宜过深,以免堵住冠脉口。

实验六 噻吗洛尔对小鼠耐常压缺氧能力的作用
(Effects of timolol on the ability of antihypoxia in mice)

【目的】观察噻吗洛尔提高心肌耐缺氧能力的作用。

【原理】缺氧是临床上极为常见的病理现象,严重者可危及患者生命。机体对缺氧的耐受力取决于机体的代谢耗氧率和代偿能力。噻吗洛尔通过阻断 β 受体而使心脏活动减弱,物质代谢减慢,使组织器官的耗氧量减少,因而可提高机体对缺氧的耐受性,延长机体组织在缺氧环境中的存活时间。

【材料】

1. 动物 小鼠,体重 18~22g。

2. 药品 0.05% 噻吗洛尔溶液(timolol solution)、生理盐水(normal saline)、钠石灰(sodium lime)。

3. 器材 可密封的 250ml 广口瓶、秒表、注射器。

【方法】

1. 每组取性别相同,体重差别不超过 1g 的小鼠 2 只,称重编号。1 号小鼠腹腔注射 0.05% 噻吗洛尔溶液 0.2ml/10g,2 号小鼠注射等量的生理盐水。

2. 30min 后,将 2 只小鼠放入容量为 250ml、底部置有 20g 新鲜钠石灰的广口瓶中,加盖密封。密切注意瓶内小鼠的反应,以秒表记录各鼠的呼吸停止时间。

【结果整理】以全实验室结果比较两组小鼠的存活时间,分析噻吗洛尔对小鼠耐缺氧能力的影响。

【注意事项】

1. 所用广口瓶必须密闭不漏气。如准备将各实验组的结果汇总统计,各组所用的广口瓶容量必须一致。

2. 钠石灰因吸水与二氧化碳作用,变色后应及时更换。

3. 本方法简单,已知的抗缺氧药物多能获阳性结果,但中枢抑制药可获假阳性结果,应注意区别。

实验七 尼莫地平对小鼠获得记忆的增强作用
(Enhancement of nimodipine on the acquired memory in mice)

【目的】通过 Y 型迷宫训练动物产生获得记忆的过程,了解影响学习记忆药物的常用实验方法。

【原理】Y 型迷宫内部设计有起步区、电击区和安全区。实验中给予动物电刺激,由于非条件反射的存在,使之逃避并获得找到安全区的记忆,经过一定时间的训练,动物可迅速进入安全区,以此保护自己。利用迷宫实验观察药物对小鼠记忆功能的影响。尼莫地平通过阻滞钙通道,扩张脑血管,增加血流量,提高小鼠的记忆能力。

【材料】

1. 动物 小鼠,体重 18~22g。

2. 药品 1% 尼莫地平溶液(nimodipine solution)、生理盐水(normal saline)。

3. 器材 注射器、Y 型迷宫。

【方法】

1. 每组选取健康小鼠 8 只,称重并编号。

2. 连接仪器,调整适宜电压,使仪器处于备用状态。

3. 进行 Y 型迷宫逃避训练:先将小鼠放入 Y 型迷宫的起步区并在此处停留 2min 以适应环境,然后打开闸门,启动电击按钮,使小鼠受到电刺激。当小鼠逃避到安全区时,应让其在安全区停留 3min 以巩固记忆。重新把小鼠放回起步区进行下一次电击训练,反复多次训练,以小鼠在电击后能从起步区直接进入安全区的反应为选择正确。若出现乱窜或跑入其他区再进入安全区为选择错误,当小鼠在连续 10 次电击中有 9 次或以上正确为训练成功。实验中应记录小鼠达 9/10 次正确反应的所需电击次数。

4. 给予已训练好的 4 只小鼠腹腔注射 1% 尼莫地平溶液 1ml/kg,另 4 只腹腔注射等容积的生理盐水。

5. 给药 20min 后,再连续给予电刺激,直至小鼠出现 9/10 次正确反应。记录此时电击的总次数,计算记忆保存率。

$$记忆保存率 = \frac{药前\ 9/10\ 正确的需电击刺激总次数 - 药后\ 9/10\ 正确的需电击刺激总次数}{药前\ 9/10\ 正确的需电击刺激总次数} \times 100\%$$

【结果整理】把所获得的实验结果填入表 11-7-1 中,最后给予结论。

表 11-7-1 尼莫地平对小鼠记忆的影响

组别	药量	动物只数	电击总次数		记忆保存率
			药前	药后	

【注意事项】

1. 实验室内的温度、光照强度应适宜,环境要相对恒定。

2. 电击小鼠的电压应调节至使小鼠既能产生明显刺激反应又不被过度击伤或击瘫的范围。即小鼠受到电击后,能灵活奔跑且有惊恐逃避之状态。

3. 每次电击后,不应把小鼠从安全区经迷路赶回起步区,应从安全区取出、直接放回到起步区。

(齐汝霞,姚 静)

第十二章 内脏系统药物实验

第一节 利尿药及脱水药实验

研究利尿药常用的动物为兔、大鼠和小鼠。利尿指标包括尿量和尿中离子量。实验方法分为两大类：一是用代谢笼收集小动物尿液法，适用于大鼠、小鼠，室温以 20℃为宜。二是直接从输尿管或膀胱收集尿液，适用于大动物，可在短时间内完成，受外界影响小。研究一新利尿药主要是研究它的作用机制和作用强度。作用强度包括利尿效价和效能，作用机制包括利尿药的作用部位和利尿药对离子排泄量的影响。

实验一 呋塞米与高渗葡萄糖对家兔的利尿作用
（Diuretic effect of furosemide and hypertonic glucose in rabbits）

【目的】观察呋塞米和高渗葡萄糖的利尿作用及对电解质的影响。

【原理】呋塞米属于高效利尿药，可通过抑制髓袢升支粗段对氯化钠的重吸收而达到利尿作用。高渗葡萄糖属于脱水利尿药，静脉给药可迅速提高血浆和肾小管腔液的渗透压，引起组织脱水和渗透性利尿。

【材料】

1. 动物 雄性家兔，体重 2~3kg。

2. 药品 1% 呋塞米注射液（furosemide injection）、50% 葡萄糖注射液（hypertonic glucose injection）、生理盐水（normal saline）。

3. 器材 兔手术台、婴儿秤、开口器、导尿管、注射器、量筒、烧杯等。

【方法】每组取家兔 3 只，称重并做好标记。用温水按 30ml/kg 灌胃后，仰位固定于兔手术台上。先将导尿管用液体石蜡润湿，自尿道口轻轻插入，当导尿管进入膀胱后，可见尿液滴出。将导尿管固定，轻压腹部使膀胱内积存的尿液全部排出。30min 后，3 只家兔分别耳缘静脉注射生理盐水 0.5ml/kg、呋塞米 0.5ml/kg 和高渗葡萄糖 5ml/kg，然后每隔 5min 收集一次尿液，连续 6 次，合并各次尿液。记录药后 30min 总尿量，并测定尿中离子的含量（测定方法附后）。

【结果整理】综合各组实验数据,并将尿量及尿中离子测定结果填入表 12-1-1。

表 12-1-1　呋塞米对家兔尿量及尿中离子含量的影响

	药后尿量 /ml						总尿量 /ml	[Cl]/ (mg·kg^{-1})	总尿氯量 /mg
	5min	10min	15min	20min	25min	30min			
呋塞米									
高渗葡萄糖									
生理盐水									

【注意事项】

1. 家兔膀胱内往往沉有盐类影响测定结果。故须在实验前一天上、下午两次以 5% 葡萄糖 200ml 灌胃,通过利尿将膀胱中的盐类排尽。

2. 本实验也可采用输尿管插入法:乌拉坦麻醉家兔,剖腹暴露膀胱后,在其底部找出输尿管,仔细分离一侧输尿管,近膀胱处结扎。在其上端输尿管壁剪一小口,向肾脏方向插入一细塑料管,结扎固定后收集尿液。

【附】尿中离子测定法

1. 尿中氯离子测定法

(1)原理:利用硝酸银将尿中氯离子沉淀为氯化银。如硝酸银略有过量,便与铬酸钾作用,形成橘红色的铬酸银。其反应式如下:

$$NaCl+AgNO_3 \rightarrow AgCl \downarrow (白色)+NaNO_3$$
$$2AgNO_3+K_2CrO_4 \rightarrow Ag_2CrO_4 \downarrow (橘红色)+2KNO_3$$

(2)方法:用吸管吸取尿液 1.0ml,放入 50ml 三角烧瓶中,加蒸馏水 10ml 和 20% 铬酸钾 2 滴,轻轻摇匀,再慢慢以硝酸银标准液滴定,边滴边摇直至呈不褪的橘红色为止,记录所消耗的硝酸银标准液的毫升数。

(3)计算:硝酸银标准液是由 2.906 3g 硝酸银溶于 1 000ml 容量瓶中制成,每 1ml 相当于氯离子 0.606mg。故计算公式为:

尿中氯离子含量(mg)= 消耗硝酸银的毫升数 ×0.606×30min 内的总尿量

2. 尿中钠、钾离子测定法(火焰光度计法)

(1)原理:利用压缩空气将稀释的尿标本喷成雾状,再与可燃气体混合燃烧。样品中某些金属元素被热能激发,发射出特有的火焰。如钠火焰呈橘黄色,钾火焰呈深红色。溶液中金属元素愈多,所散发出的火焰愈强,通过光敏元件及放大系统显示在电流计上的读数愈高,从而可以计算出样品中钾、钠的浓度。

(2)方法:取尿 1ml,稀释一定倍数(50、100、200),再按下列步骤进行测定。

①尿钠测定:标准钠溶液浓度 C 为 1mg%,测其辐射强度读数为 A_0,测出稀释尿液的辐射强度为 A_x,则:

$$尿标本钠浓度 =C \times \frac{A_x}{A_0} \times 稀释倍数$$

$$总尿中钠量 = 尿标本钠浓度 \times 总尿量$$

②尿钾测定:方法同①,只改为标准钾溶液即可。

第二节 呼吸系统药物实验

呼吸系统药物包括镇咳、祛痰和平喘药,是支气管炎和哮喘的对症治疗用药,研究方法较多。

1. 镇咳药 咳嗽反射弧由感受器、传入神经、咳嗽中枢、传出神经四个环节构成。咳嗽模型多由刺激呼吸道或胸膜的神经末梢而形成。常采用如下方法。

(1)化学刺激法:气雾吸入氨水、硫酸、二氧化硫、枸橼酸等刺激性物质,刺激呼吸道黏膜以引起咳嗽。

(2)机械刺激法:通过特制的气管插管,将猪毛或羽毛插入气管并上下拉动,以引起咳嗽。此法缺点是强度不易控制,无法进行定量比较。

(3)电刺激法:通过一定强度和频率的电流刺激引起咳嗽,可利用测定电流的引咳阈值来评价药物的镇咳作用。

2. 祛痰药 多数祛痰药都能增加呼吸道的分泌,使黏着于呼吸道的痰稀释而易于咳出。常用的筛选方法有直接气管分泌法和测定气管的酚红排出量法。

3. 平喘药 支气管平滑肌痉挛是引起喘息的主要原因,而多数平喘药都有松弛支气管平滑肌的作用。常用的研究方法如下。

(1)离体气管实验:观察药物对离体气管平滑肌的直接作用,方法简便,适用于初筛。

(2)整体动物实验:常以组胺、乙酰胆碱等过敏性物质的气雾使动物吸入引起喘息状态,观察药物的保护作用。

实验二 可待因对小鼠氨水引咳的镇咳作用
(Antitussive effect of codeine on the cough induced by ammonia)

【目的】掌握小鼠的氨水引咳实验方法,观察磷酸可待因的镇咳作用。

【原理】具有挥发性的浓氨水被小鼠吸入后,可刺激气管及支气管的感觉神经末梢,引起咳嗽。可待因可通过抑制咳嗽中枢而达到镇咳作用。

【材料】

1. 动物 小鼠,体重 18~22g。

2. 药品 25% 氨水溶液(ammonium hydroxide solution)、0.2% 磷酸可待因溶液(codeine phosphate solution)、生理盐水(normal saline)。

3. 器材 大烧杯、天平、棉球、细线、注射器、秒表。

【方法】

1. 每组取小鼠 2 只,称重并编号,观察呼吸和活动情况。甲鼠腹腔注射可待因溶液 0.2ml/10g,乙鼠注射等容量的生理盐水作为对照。

2. 20min 后把系好细线的棉球悬吊于大烧杯底部,用胶泥固定。向棉球中滴入 1~2 滴氨水,将两鼠同时放入倒扣的大烧杯内,启动秒表,观察各鼠的咳嗽潜伏期及 2min 内的咳嗽次数。

【结果整理】收集实验室结果,填入表 12-2-1,分析可待因的镇咳作用。

表 12-2-1 可待因对小鼠的镇咳作用

组别	药物	咳嗽潜伏期 /min	2min 内咳嗽次数
甲	可待因		
乙	生理盐水		

【注意事项】

1. 小鼠的咳嗽以张口、缩胸为标准,在安静的环境中可清楚地听到咳嗽声。咳嗽潜伏期是指从吸入氨水到产生咳嗽的时间。

2. 该实验也可用氨气喷雾引咳法,效果更好。

3. 各组使用烧杯的大小和棉球内的氨水量要求一致。氨水量不宜超过 0.5ml,以防小鼠氨中毒死亡。

实验三 药物对离体豚鼠气管环的作用
(Effects of drugs on the isolated guinea pig tracheal ring)

【目的】利用离体豚鼠气管环,观察药物对气管平滑肌的作用。

【原理】气管平滑肌上主要分布有 M 胆碱受体、H_1 组胺受体和 β_2 肾上腺素受体。当 M 受体和 H_1 受体兴奋时,气管平滑肌收缩,当 β_2 受体兴奋时,气管平滑肌松弛。根据用药后产生的效应,可筛选具有平喘作用的药物。

【材料】

1. 动物 豚鼠 1 只。

2. 药品 0.2% 磷酸组胺溶液(histamine phosphate solution)、0.05% 硫酸异丙肾上腺素溶液(isoprenaline sulfate solution)、0.1% 乙酰胆碱溶液(acetylcholine solution)、2.5% 氨茶碱溶液(aminophylline solution)、0.1% 噻吗洛尔溶液(timolol solution)、克 - 亨氏液(Krebs-Hensleit's solution)。

3. 器材 电脑、BL-420F 生物机能实验系统、张力换能器、HW-400S 型恒温平滑肌槽、手术器械一套、培养皿、注射器等。

【方法】

1. 打开 HW-400S 型恒温平滑肌槽,恒温(37 ± 0.5)℃,浴管内加入克 - 亨氏液,通气。

2. 启动电脑,确认 USB 接口已经连通,打开 BL-420F 生物机能实验系统软件。在实验系统的 1 信号通道上连接张力换能器,在"输入信号"下拉菜单中选择"1 通道"的"张力"。

3. 制备并悬挂标本:取豚鼠一只,木棒猛击头部致死,从颈正中切开,轻剥周围组织,取出气管。置于盛有克 - 亨氏液的培养皿中,剪成 5mm 宽的气管环数段。取其中一段用两只弯钩通过管腔将其悬挂,一端固定于 L 型钩上,置于浴管中,另一端与张力换能器相连,调整张力换能器高度,使其张力适中,平衡 20min 后给药。

4. 给药:按下列顺序给药,每次 0.15ml。

(1)加入乙酰胆碱溶液,反应达高峰时,加入硫酸异丙肾上腺素,观察反应有无变化,冲洗 3 次。

(2)加入磷酸组胺溶液,反应达高峰时再加入氨茶碱溶液,观察反应有无变化,冲洗 3 次。

(3)加入噻吗洛尔溶液,反应达高峰时再加入硫酸异丙肾上腺素,观察与第一次给药时反应是否相同。待曲线不再变化时,加入氨茶碱。

【结果整理】打印图纸,标记实验题目、药物、剂量及其他实验条件。

【注意事项】

1. 制备离体气管标本时动作要轻柔,勿损伤平滑肌。

2. 每加入一种药物时要观察 5min,记录药物反应后再换液。待前一个药物充分洗去,曲线回至基线时再加入下一种药物。

实验四 远志合剂对蛙口腔黏膜纤毛运动的影响
(Effects of *Radix Polygalae* mixture on the ciliary movement of frog oral mucosa)

【目的】通过观察远志合剂对黏膜上皮纤毛运动的促进作用,理解恶心性祛痰药的祛痰作用原理。

【原理】远志为一种中药,皂苷是其主要有效成分,通过刺激胃黏膜,产生恶心,反射性引起呼吸道腺体分泌增加,促进呼吸道黏膜上皮纤毛运动,产生祛痰作用。

【材料】

1. 动物 蛙或蟾蜍。

2. 药品 10% 远志水煎液(*Radix Polygalae* mixture solution)、任氏液(Ringer's solution)。

3. 器材 蛙板、眼科镊子、滴管、图钉、棉线、秒表、软木屑。

【方法】

1. 每组取蛙 1 只,背卧位固定在蛙板上,用棉线贯穿下颌顶端,并向下肢方向最大限度扳开下颌,将棉线固定在后肢间的图钉上,再用图钉固定上颌,使上颌黏膜面充分暴露。用任氏液保持黏膜面的湿润。

2. 于眼窝前缘间的黏膜上放置谷粒大小的软木屑一粒。

3. 木屑随着黏膜上皮的纤毛运动逐渐向食管口方向移动。

4. 为计时数据的统一,在上下颌角之间置一细线作为终点。

5. 用秒表记录软木屑从起点到终点的所需时间来判断药物有无祛痰作用。

6. 连续记录 3 次,求出平均值作为药前纤毛运动的正常速度。

7. 用滴管将远志煎液 1 或 2 滴滴于上颌黏膜面,3min 后,以同样方法测软木屑从起点到终点所需时间 3 次,求出其平均值,并与给药前的均值相比较。

【结果整理】将给药前和给药后木屑从起点到终点所需的时间填入表 12-4-1,分析远志合剂对蛙口腔黏膜纤毛运动的影响。

表 12-4-1 远志合剂对蛙口腔黏膜纤毛运动的影响

试验次数	木屑从起点到终点所需时间 /s	
	给药前	给药后
1		
2		
3		
均值		

【注意事项】

1. 蛙的上下颌应拉紧且固定牢靠,以防因吞咽动作而影响结果。

2. 黏膜湿润程度药前药后尽量保持一致。

3. 实验前不破坏脑和脊髓。

第三节 消化系统药物实验

消化系统药物实验包括抗溃疡药、泻药和利胆药实验。

1. 抗消化性溃疡实验包括实验治疗法和抗胃酸分泌法。实验治疗法需先采用外科手术、药物(组胺、5- 羟色胺、利血平等)刺激法以及应激法制备溃疡模型,这些方法需要较长的时间,不适于作为教学实验。

2. 泻药的研究可通过给动物灌胃后观察大便的形状、数量、次数等加以判断。对导泻机制的探讨常采用消化道运动或消化道输送机能研究的方法,通过对消化道机械运动,胃肠管腔内压的变化以及其电位记录来分析。

3. 利胆药的研究可采用胆瘘法或插管法收集胆汁,观察药物对胆汁分泌的影响。也可自胆总管离心方向灌流,观察药物对奥狄括约肌功能的影响。

实验五 抗消化性溃疡药对实验性胃溃疡的防治作用
(Preventive and therapeutic action of anti-peptic ulcer drugs on experimental gastric ulcer)

【目的】了解结扎大鼠幽门诱发胃溃疡的实验方法,观察药物对消化性溃疡的防治作用。

【原理】结扎大鼠胃的幽门,造成大量酸性胃液和消化酶贮存在胃里,引起胃壁实质性损伤,出现溃疡。结扎幽门后,立即给予雷尼替丁和氢氧化铝凝胶。由于雷尼替丁可以抑制胃酸分泌,氢氧化铝凝胶覆盖在黏膜上皮细胞溃疡的基底部,抵御胃酸及消化酶的侵蚀,产生抗消化性溃疡作用。

【材料】

1. 动物 大鼠,250g 左右。

2. 药品 2% 碘酊(iodine)、75% 乙醇(alcohol)、雷尼替丁溶液(ranitidine solution)、1%

氢氧化铝凝胶(aluminum hydroxide)、1% 甲醛溶液(formaldehyde solution)、生理盐水(normal saline)。

3. 器材 大鼠手术台、镊子、手术刀、手术剪刀、普通剪刀、持针器、外科缝针、缝线、棉线、大鼠灌胃器、注射器、纱布。

【方法】

1. 取健康大鼠 1 只,禁食不禁水 72h。

2. 将大鼠用乙醚麻醉后仰位固定在手术台上,剪去腹部毛。用 2% 碘酊及 75% 乙醇消毒皮肤。

3. 剖腹,取出胃,找出幽门和十二指肠的结合部,用 75% 乙醇浸泡过的粗棉线牢牢扎住结合部(但要避开十二指肠动脉),然后再放回原位,关腹。手术后的大鼠放入笼内禁食禁水,直至最后解剖。

4. 将手术后的大鼠分为 3 组,每组 2 只。第一组大鼠皮下注射雷尼替丁溶液 5mg/100g,第二组大鼠灌胃氢氧化铝凝胶 5mg/ 只,第三组大鼠不给药作为对照。

5. 手术后 18h,将各组大鼠处死。剪断缝线,取出胃,将盛有 10ml 生理盐水的注射器从幽门插入胃内,进行冲洗。再向胃内注入 1% 甲醛溶液 10ml 以起组织固定作用。20min 后沿胃大弯剪开胃壁,用自来水冲洗后,在放大镜下检查胃黏膜,计算溃疡点的数目。

【结果整理】将 3 组大鼠溃疡点的数量填入表 12-5-1,分析药物对实验性胃溃疡的防治作用。

表 12-5-1 药物对大鼠胃溃疡的防治作用

鼠号	药物	胃黏膜改变	溃疡点数
1			
2			
3			

【注意事项】

1. 大鼠要严格禁食 72h。

2. 用注射器或自来水冲洗时,不应用力过猛或自来水压力过大,破坏已形成的溃疡面而影响结果可靠性。

实验六 硫酸镁对小鼠的导泻作用
(Cathartic effect of magnesium sulfate in mice)

【目的】观察硫酸镁对肠道运动的影响,分析其导泻的机制。

【原理】肠蠕动的意义在于把食糜向前推进,硫酸镁口服后在肠道内不易被吸收,在肠道内形成高渗透压,阻止水分的吸收,使肠容积增大,从而刺激肠壁,使肠蠕动加剧,呈现导泻作用。实验中常用卡红或伊文思蓝作为指示剂。

【材料】

1. 动物 小鼠(实验前禁食 6~8h),体重 18~22g。

2. 药品 1% 伊文思蓝氯化钠溶液(Evans blue sodium chloridize solution)、1% 伊文思蓝硫酸镁溶液(Evans blue magnesium sulfate solution)。

3. 器材 小鼠灌胃管、剪刀、镊子、尺子、蛙板、棉花。

【方法】每组取小鼠2只,编号,分别灌入0.6ml伊文思蓝硫酸镁溶液和伊文思蓝氯化钠溶液。5~10min后,将小鼠脱臼处死,立即剖腹暴露胃肠,比较两鼠胃肠蠕动情况。然后分离幽门至直肠的肠系膜,将肠拉直,测量伊文思蓝距幽门的距离及幽门至直肠末端的距离,求出两者比值。最后剪开肠腔,观察并比较两鼠的粪便性状有何不同。

【结果整理】将观察结果填入表12-6-1,分析硫酸镁对小鼠的导泻作用。

表12-6-1 硫酸镁对小鼠肠道作用的影响

观察项目	给药组	对照组
肠蠕动情况		
肠膨胀情况		
幽门-伊文思蓝距离		
全肠长度		
两者之比		
粪便性状		

【注意事项】

1. 灌胃药量、实验操作时间要尽量一致,以减少条件不同带来的误差。

2. 分离肠系膜及测量时应细心,以免影响肠内容物的观察。

实验七 药物对家兔的导泻作用
(Cathartic effect of drugs in rabbits)

【目的】观察硫酸镁和液体石蜡对肠道的影响,并分析其作用机制。

【原理】硫酸镁与液体石蜡都具有导泻作用,但作用机制及作用特点不同,硫酸镁属于容积性泻药,而液体石蜡是润滑性泻药。本实验通过在互不相通的三段肠管内分别注入硫酸镁、液体石蜡、生理盐水,观察它们对肠道的影响。

【材料】

1. 动物 家兔,体重1.5~2.5kg。

2. 药品 20%乌拉坦溶液(urethane solution)、20%硫酸镁溶液(magnesium sulfate solution)、液体石蜡(paraffin oil)、生理盐水(normal saline)。

3. 器材 婴儿秤、兔手术台、手术器材、缝针、缝线、注射器。

【方法】

1. 取家兔1只,称重,耳缘静脉注射20%乌拉坦5ml/kg,麻醉后仰位固定于兔手术台上。剪去腹部毛,沿腹正中线切开,打开腹腔,找出部分回肠。轻轻将肠内容物挤向非实验段,用线结扎成互不相通的3段,每段3cm。向每段分别注入硫酸镁、液体石蜡、生理盐水各2ml。注射完毕做好标记,将肠放回腹内,止血钳关腹,用浸有生理盐水的纱布覆盖刀口。

2. 80~100min 后，打开腹腔，找出实验肠段，观察各肠段的膨胀与充血情况。再用注射器抽取各肠段内的液体，记录容积。最后剪开肠壁，观察肠内壁充血情况。

【结果整理】将观察到的各肠段膨胀情况、充血情况以及液体容积数填入表 12-7-1，分析各肠段变化的机制，观察药物对家兔的导泻作用。

表 12-7-1 药物对在体兔肠的影响

药物	肠段膨胀情况	充血情况	肠内液体容积 /ml
硫酸镁			
液体石蜡			
生理盐水			

【注意事项】

1. 打开腹腔后应尽量减少对肠管的刺激，并以少量生理盐水润湿。

2. 抽取肠内液体时应尽量吸净，否则将影响结果的比较。室内温度较低时，应给家兔采取保温措施。

第四节　血液及造血系统药物实验

止血药和抗凝血药的种类繁多，筛选方法各不相同，常用的方法有以下几种。

1. 体外试管凝血法　即在试管内观察药物对凝血时间或纤溶时间的影响。其操作简便，无需特殊的设备，可用于药物的初筛。

2. 体内出血时间和凝血时间测定法　给实验动物（兔、小鼠）以待试药物，测定出血、凝血及凝血酶原时间，并与给药前或对照组比较，以观察和分析药物的作用。此法主要适用于内用促凝血药或抗凝血药的筛选。

3. 创口局部止血法　利用麻醉犬或兔股动脉或肝脏切开局部止血法，来筛选外用止血药。

4. 病理性出血模型法　即在实验动物身上造成类似人体出血或凝血的病理性状态，然后用促凝血药或抗凝血药进行实验治疗，观察或分析药物的作用。

实验八　药物的体外抗凝血作用
（Anticoagulant effect of drugs *in vitro*）

【目的】通过试管内凝血法，观察比较双香豆素、肝素、枸橼酸钠的抗凝血作用特点，并分析各药的作用机制。

【原理】根据药物对草酸钾抗凝血液中加入氯化钙后凝血时间（复钙凝血时间）的影响，初筛具有体外抗凝血作用的药物，并初步分析其作用机制。

【材料】

1. 动物　家兔，体重 2.0~3.0kg。

2. 药品　0.1% 双香豆素溶液（dicoumarol solution）、125U/ml 肝素溶液（heparin solution）、

4% 枸橼酸钠溶液(sodium oxalate solution)、5% 草酸钾溶液(potassium oxalate solution)、0.3% 氯化钙溶液(calcium chloridize solution)、1% 氯化钙溶液(calcium chloridize solution)、生理盐水(normal saline)。

3. 器材　兔手术台、注射器、试管架、大试管、小试管、加样器、秒表、恒温水浴箱。

【方法】

1. 取小试管 4 支,分别加入生理盐水、双香豆素、肝素、枸橼酸钠各 0.1ml,再取 1 支大试管,加入 0.1ml 草酸钾溶液。

2. 取健康家兔 1 只,心脏内取血 5ml,摘下针头,迅速注入已加有草酸钾溶液的大试管中,轻轻倒转混匀。立即向上述 4 支小试管各加入兔血 0.9ml,同时加入 0.3% 氯化钙溶液 0.1ml,混匀后放入 37 ℃恒温水浴箱中,启动秒表开始计时。

3. 每隔 30s 将试管轻轻地倾斜一次,以倾斜时血液不再流动时作为该管的凝血时间,如有两管在 20min 内不出现凝血,则分别再加入 1% 氯化钙溶液 0.1ml,混匀后依上述方法继续观察凝血时间。

【结果整理】汇集各组实验结果,填入表 12-8-1,分析药物对家兔体外凝血时间的影响。

表 12-8-1　药物对家兔体外凝血时间的影响

药物	凝血时间 /min
生理盐水	
双香豆素	
肝素	
枸橼酸钠	

【注意事项】

1. 实验所用试管应管径均匀,清洁干燥。

2. 取血动作要快,以防凝血。实验前血液中若出现凝血块,则不可再用。

3. 加钙后应立即放入水浴,并力求每管自加钙到放入水浴中的时间间隔要一致,一般时间不要超过 3min。

4. 取血方法也可采用颈总动脉放血法:取家兔 1 只,耳缘静脉注射 3% 戊巴比妥钠 1ml/kg 麻醉,固定于兔手术台。颈部正中切口,分离出一侧颈总动脉,结扎远心端,近心端用动脉夹阻断血流后沿向心方向插入一塑料管,松开动脉夹即可取血。

实验九　药物的体内抗凝血作用
（Anticoagulant effect of drugs *in vivo*）

【目的】观察肝素和双香豆素对小鼠凝血时间的影响。

【原理】肝素可通过广泛地干扰体内凝血过程,发挥强大的体内、体外抗凝血作用。双香豆素能竞争性地拮抗维生素 K 的作用,抑制凝血因子 Ⅱ、Ⅶ、Ⅸ、Ⅹ 的合成,具有缓慢而持久的体内抗凝血作用。

【材料】

1. 动物　小鼠,体重 18~22g。

2. 药品　50U/ml 肝素溶液(heparin solution)、0.2% 双香豆素溶液(dicoumarol solution)、生理盐水(normal saline)。

3. 器材　天平、小鼠灌胃器、注射器、秒表、毛细玻管、玻片、针头、棉球。

【方法】每组取小鼠 3 只,称重并标记。甲鼠于实验前 2 天以双香豆素 0.2ml/10g 灌胃,早晚各 1 次,共 5 次;乙鼠于实验前以肝素 0.2ml/10g 腹腔注射;丙鼠以等容积的生理盐水灌胃。20min 后测定凝血时间。

1. 毛细玻管法　左手固定小鼠,右手持毛细玻管,刺入小鼠眼内眦部,使血液注满玻管后迅速拔出,并启动秒表。以后每隔 20s 折断玻管 0.5~1.0cm,并轻轻向左右拉开,观察到有血丝出现时,即为小鼠的毛细玻管法凝血时间。

2. 玻片法　左手固定小鼠,右手持弯眼科镊摘除一侧眼球,迅速将血滴于清洁干燥的玻片上(弃去第一滴血),同时启动秒表。以后每隔 10s 用干燥的针头挑动血滴一次,直至针头能挑出纤维蛋白丝为止,即为玻片法凝血时间。

【结果整理】汇集各组实验结果,填入表 12-9-1,分析药物对小鼠体内凝血时间的影响。

表 12-9-1　药物对小鼠凝血时间的影响

组别	药物	凝血时间 /s	
		毛细玻管法	玻片法
甲	双香豆素		
乙	肝素		
丙	生理盐水		

【注意事项】

1. 凝血时间可受室温影响,温度过低时凝血时间延长。本实验最好在 15℃ 左右的条件下进行。

2. 毛细玻管内径约 1mm,要求尽量均匀一致,清洁干燥。

3. 每次用针挑血滴时不应从各个方向多次挑动,以免影响纤维蛋白形成。

4. 毛细玻管采血后不宜长时间拿在手中,以免体温影响凝血时间。

实验十　鱼精蛋白对肝素抗凝血活性的拮抗作用
(Antagonism of protamine on the anticoagulant activity of heparin)

【目的】观察鱼精蛋白对肝素抗凝血活性的拮抗作用。

【原理】鱼精蛋白分子中含有大量精氨酸残基,可通过离子键与肝素分子形成稳定的复合物,使后者失去抗凝血活性。

【材料】

1. 动物　家兔,体重 2~3kg。

2. 药品　0.075% 硫酸鱼精蛋白溶液(protamine sulfate solution)、25U/ml 肝素溶液(heparin

solution)。

3. 器材　婴儿秤、兔手术台、注射器、试管架、试管、秒表、恒温水浴箱。

【方法】

1. 给药　取健康家兔 3 只，称重。甲兔耳缘静脉注射生理盐水 2ml/kg，乙、丙两兔分别静脉注射肝素 2ml/kg。10min 后，甲、乙两兔分别静脉注射生理盐水 2ml/kg。丙兔耳缘静脉缓慢注射硫酸鱼精蛋白溶液 1.0~1.5ml/kg。20min 后取血测凝血时间。

2. 取血、测凝血时间　取内径 8mm 试管 15~18 支，分为 3 组，做好标记，排放于试管架上。从各兔心脏取血或颈动脉放血 6~8ml，迅速摘下针头，将血液注入各组试管中（每管 1ml）。随即将试管放入 37 ℃恒温水浴箱中，同时启动秒表计时。每隔 30s 将试管取出轻轻倾斜，以倾斜时血液不再流动作为该管的凝血时间。

【结果整理】记录各试管中血液的凝血时间，计算各兔的平均凝血时间并填入表 12-10-1。

表 12-10-1　鱼精蛋白对肝素抗凝活性的影响

组别	药物	凝血时间 /min
甲	生理盐水 + 生理盐水	
乙	肝素 + 生理盐水	
丙	肝素 + 鱼精蛋白	

【注意事项】所用注射器、试管应清洁干燥，试管的内径应均匀。

第五节　组胺及抗组胺药实验

组胺是生物体内广泛存在的自体活性物质，也是实验研究中的重要工具药，可用于建立休克、哮喘等病理模型。抗组胺药可分为 H_1 受体拮抗药和 H_2 受体拮抗药。前者属于抗过敏药，后者属于抗消化性溃疡药。常用的 H_1 受体拮抗药的药效学研究方法有：离体豚鼠回肠实验，豚鼠或大鼠皮肤血管通透性实验，组胺致休克实验，组胺致哮喘实验，等等。H_2 受体拮抗药的抗消化性溃疡作用的研究常利用实验性溃疡病动物模型，如水浸应激性胃溃疡模型、乙酸烧灼型大鼠胃溃疡模型及幽门结扎型大鼠胃溃疡模型等。

实验十一　药物抗组胺诱发豚鼠哮喘的作用
(Effects of drugs on the asthma induced by histamine in guinea pigs)

【目的】采用磷酸组胺喷雾吸入引起支气管痉挛性哮喘的方法，观察异丙嗪和肾上腺素对组胺性哮喘的预防或治疗作用。

【原理】豚鼠的支气管组织存在着胆碱能受体、组胺受体及肾上腺素能受体。组胺是各型组胺受体特异而强大的激动剂，当豚鼠吸入组胺时，可产生以支气管痉挛性哮喘为主要原因的休克。异丙嗪和肾上腺素通过不同的机制，对组胺性哮喘具有预防和抢救性治疗作用。

【材料】

1. 动物　幼年豚鼠。

2. 药品　2%磷酸组胺溶液（histamine phosphate solution）、2.5%盐酸异丙嗪注射液（promethazine hydrochloride injection）、0.1%盐酸肾上腺素注射液（adrenaline hydrochloride injection）、生理盐水（normal saline）。

3. 器材　超声波雾化器、喷雾箱、药物天平、注射器。

【方法】

1. 每组取豚鼠2只，称重编号。观察并记录正常呼吸及活动情况。给甲鼠腹腔注射盐酸异丙嗪注射液0.04ml/100g，乙鼠腹腔注射等容量的生理盐水。20min后置于喷雾箱内。

2. 将盛有磷酸组胺溶液的超声波雾化器与喷雾箱连接，接通电源，顺时针旋转雾量调节旋钮，即有雾化的组胺进入喷雾箱内。仔细观察并记录豚鼠的呼吸和活动情况，比较两只豚鼠有何不同。如发现豚鼠呼吸变快、活动增加、烦躁不安甚至站立不稳时，应立即停止喷雾并迅速取出，以预先准备好的盐酸肾上腺素溶液0.5~1.0ml腹腔注射急救。观察并记录症状好转情况。

【结果整理】汇集各组结果，分析组胺、异丙嗪、肾上腺素的作用及机制。

【注意事项】

1. 为观察方便，可将豚鼠的过敏反应分为四级：Ⅰ.搔痒、舔肢体、咳嗽、喷嚏；Ⅱ.排便、排尿、呼吸困难；Ⅲ.张口呼吸、喘息；Ⅳ.站立不稳、痉挛、倒地翻滚甚至死亡。

2. 喷雾过程中应密切观察动物表现，并预先准备好抢救药物肾上腺素。

第六节　子宫兴奋药和子宫抑制药实验

研究药物对子宫的作用，多采用离体子宫法或在体子宫实验法。离体实验法的优点是直接与标本接触，不受机体神经体液等因素的影响，便于对结果进行分析。但此类实验不完全符合生理状态，所以还要配合在体子宫实验法。常用的在体子宫实验法有家兔在体子宫实验法和子宫瘘实验法，此类方法的优点是在近似生理情况下观察药物的作用，更符合临床用药实际，但不易对结果进行分析。在研究药物对子宫影响时，还应注意动物的种属、年龄，特别是子宫的机能状态和药物剂量的大小。

实验十二　药物对离体大鼠子宫的影响
(Effect of drugs on isolated uterus of rats)

【目的】掌握离体子宫平滑肌的实验方法，观察子宫兴奋药和子宫抑制药对子宫平滑肌活动的影响。

【原理】利用未孕动情期大鼠离体子宫置于合适营养液环境中的自主张力活动，观察药物对子宫平滑肌收缩的影响。子宫平滑肌兴奋药对子宫的作用可因子宫的生理状态、药物品种及剂量的不同而有差异，或使子宫产生节律性收缩，或产生强直性收缩。子宫平滑肌分布有肾上腺素β受体，且以β_2受体占优势，许多β_2受体激动剂都有使子宫平滑肌松弛的作用。

【材料】

1. 动物 成熟雌性未孕大鼠,160~240g。

2. 药品 5U/ml 垂体后叶激素注射液(pituitrin injection)、益母草流浸膏(leonurus liquid extract)、噻吗洛尔溶液(timolol solution)、异丙肾上腺素注射液(isoprenaline injection)、乐氏液(Locke's solution)。

3. 器材 BL-420F 生物机能实验系统、张力换能器、HW-400S 型恒温平滑肌槽、多用电源插座、双凹夹、培养皿、缝线、1ml 注射器、10ml 注射器、手术器械一套。

【方法】

1. 打开 HW-400S 型恒温平滑肌槽,恒温(37 ± 0.5)℃。加入乐氏液,缓慢通气(1~2 个气泡/s)。

2. 启动电脑,确认 USB 接口已经连通,打开 BL-420F 生物机能实验系统软件。在"输入信号"下拉菜单中选择"1 通道"的"张力"。在 1 通道的输入接口上安装拉力换能器。增益调节 G=50,时间常数 T=DC,滤波调节 F=30Hz,扫描速度 S=16.00s/div。

3. 准备及悬挂标本:取大鼠 1 只,木槌猛击头部致死。迅速剖开腹腔,找出子宫,轻轻剥离周围脂肪组织,剪下两侧子宫角放入盛有乐氏液的玻璃皿中备用。将标本转入盛有混合气($95\%O_2+5\%CO_2$)饱和的乐氏液的烧杯中,于 4 ℃冰箱中静置 15h 左右待用。取一侧子宫角(长约 2cm),一端固定于 L 型钩上,另一端与张力换能器连接,使子宫段保持一定张力(约 2g)。稳定 20min 后给药。

4. 给药:首先描记正常子宫平滑肌张力收缩曲线,然后按下列顺序加药,并记录收缩曲线的变化。每次换药时,应冲洗浴管 2~3 次,待子宫平滑肌收缩稳定后再加入下一种药物。加药顺序如下。

(1)垂体后叶激素(5[#]针头)1 滴。

(2)盐酸异丙肾上腺素注射液 0.2ml。

(3)噻吗洛尔注射液 0.2ml。

(4)益母草流浸膏 1ml。

【结果整理】 将描记曲线图适当剪贴,标明题目及时间、地点、室温等主要条件。

【注意事项】

1. 制备标本时动作要轻柔,避免过度用力牵拉,以免损伤子宫平滑肌。

2. 向浴管加药时,不要触碰连接线,也不要把药滴在管壁上。实验中不可改变记录仪的灵敏度及标本的负荷。

3. 更换营养液后,可静置适当的时间再实验。每次加药的观察时间、更换新鲜营养液的次数以及两次加药的间隔均应尽可能地保持一致。

4. 大鼠应在实验 24~48h 前,肌内注射 0.1% 苯甲酸雌二醇 0.7ml/只,使动物处于动情期或动情前期,以增加子宫对药物的敏感性。

(李 军,薛建军)

第十三章 激素类及有关药物实验

糖皮质激素类药物具有抗炎、抑制免疫、抗毒素及抗休克作用。观察药物的抗炎作用可用家兔化学刺激性炎症法、家兔皮肤毛细血管通透性法、大(小)鼠踝关节急性肿胀法及植入棉球肉芽肿法等。观察药物对免疫功能的抑制作用可用豚鼠过敏性休克法、致敏豚鼠离体回肠法、体外中性粒细胞吞噬活性测定法和红细胞膜稳定性实验等。观察药物的抗毒素作用则可用家兔菌苗内毒素致热法及狗菌苗内毒素中毒性休克法等。

实验一 吲哚美辛、地塞米松的抗炎作用
(Antiinflammatory effect of indometacin and dexamethasone)

一、小鼠二甲苯耳肿胀法

【目的】掌握抗炎实验最基本方法——鼠耳肿胀法,观察并比较吲哚美辛和地塞米松的抗炎作用。

【原理】用二甲苯涂抹于小鼠耳部,能引起局部细胞损伤,促进组胺、前列腺素、缓激肽等致炎物质释放,造成耳部急性炎性水肿。吲哚美辛通过抑制前列腺素合成酶,减少致炎物质的释放而缓解致炎物质的致炎作用。地塞米松具有强大的抗炎作用,可以抑制各种原因所致的炎症反应。

【材料】

1. 动物 小鼠。

2. 药品 0.5% 醋酸地塞米松溶液(dexamethasone acetate solution)、0.5% 吲哚美辛混悬液(indomethacin solution)、1% 伊文思蓝溶液(Evans blue solution)、二甲苯(dimethylbenzene)、生理盐水(normal saline)。

3. 器材 天平、1ml 注射器、滴管。

【方法】

1. 每组取 18~22g 小鼠 3 只,称重并做标记。甲鼠腹腔注射 0.5% 吲哚美辛混悬液 0.1ml/10g;乙鼠腹腔注射 0.5% 地塞米松 0.1ml/10g;丙鼠注射等量的生理盐水。

2. 30min 后,3 只小鼠均腹腔注射伊文思蓝溶液 0.1ml/10g。

3. 10min 后,在小鼠左耳上分别滴加 1 滴二甲苯,观察并比较小鼠耳郭颜色的不同,记录耳郭蓝染的初现时间及蓝染深度。

【结果整理】将结果填入表 13-1-1,分析地塞米松和吲哚美辛的抗炎作用。

表 13-1-1　地塞米松和吲哚美辛对小鼠耳毛细血管通透性的影响

组别	耳郭蓝染	
	初现时间	深度
地塞米松		
吲哚美辛		
生理盐水		

【注意事项】二甲苯的滴加量应尽量一致。

二、大鼠足跖肿胀法

【目的】了解致炎物质致大鼠后肢足跖炎症性肿胀模型制作方法,观察比较吲哚美辛和地塞米松的抗炎作用。

【原理】角叉菜胶或鸡蛋清等致炎物质被注入大鼠后肢足跖,可引起局部血管扩张、通透性增强、组织水肿等炎症反应,最后致足跖明显肿胀,体积增大。吲哚美辛通过抑制前列腺素合成酶,减少致炎物质的释放而缓解致炎物质的致炎作用。地塞米松具有强大的抗炎作用,可通过多种方式明显抑制各种致炎因素引起的炎症,从而缓解红、肿、热、痛等症状。

【材料】

1. 动物　大鼠。

2. 药品　1% 角叉菜胶溶液(carrageenan solution)或 10% 鸡蛋清(fresh egg white)、0.5% 醋酸地塞米松溶液(dexamethasone acetate solution)、0.5% 吲哚美辛混悬液(indomethacin solution)、生理盐水(normal saline)。

3. 器材　鼠笼、天平、注射器、千分卡尺、记号笔。

【方法】

1. 每组取体重相近的 130~150g 雄性大鼠 3 只,称重,做好标记。剪去 3 鼠后肢踝关节的毛并在足跖某处用记号笔画点作为测量点,并用千分卡尺测出药前足跖的厚度。

2. 甲鼠腹腔注射 0.5% 地塞米松溶液 0.5ml/kg;乙鼠腹腔注射 0.5% 吲哚美辛混悬液 0.5ml/kg;丙鼠腹腔注射等容量的生理盐水做对照。

3. 给药 30min 后,由 3 鼠左后足掌心向踝关节方向皮下注射 1% 角叉菜胶溶液 0.1ml (或 10% 鸡蛋清 0.1ml)。

4. 在注射致炎物后的 15min、30min、45min 和 60min 分别测量 3 鼠足跖的厚度。

5. 将致炎后的左足足跖厚度减去致炎前左足足跖厚度即为足跖肿胀度,并计算足跖肿胀率(%)。

【结果整理】综合全室结果,将致炎后不同时间足跖肿胀度及足跖肿胀率填入表 13-1-2,分析地塞米松和吲哚美辛的抗炎作用。

表 13-1-2　地塞米松和吲哚美辛对大鼠足跖肿胀的抑制作用

药物	左后足跖正常厚度/mm	致炎后足跖厚度/mm				足跖肿胀率/%
		15min	30min	45min	60min	
地塞米松						
吲哚美辛						
生理盐水						

$$足跖肿胀率（\%）=\frac{致炎后足跖厚度-致炎前足跖正常厚度}{致炎前足跖正常厚度}\times 100\%$$

【注意事项】

1. 1% 角叉菜胶需在临用前一天配制，置 4 ℃冰箱贮存。

2. 注射致炎物质时，勿外漏出以免影响结果。

3. 测定足跖厚度的部位要一致，测量时，最好固定一人完成所有测量任务。

实验二　地塞米松对鸡卵蛋白所致豚鼠过敏性休克的影响
（Effect of dexamethasone on anaphylactic shock induced by ovalbumin in guinea pigs）

【目的】掌握过敏性休克动物模型的制备方法，观察地塞米松对鸡卵蛋白所致豚鼠过敏性休克的作用。

【原理】预先给动物注射少量异源蛋白或血清，经过一定时间的致敏后，当再次注射相同的异源蛋白或血清时即可引起过敏性休克。此发病机制与临床上常见的青霉素等药物及异源蛋白引起的人类过敏性休克相同。鸡卵蛋白对于豚鼠是一种异源蛋白，可作为抗原刺激豚鼠机体产生相应的抗体。当豚鼠机体再次接触这一异源蛋白时，可发生抗原 - 抗体免疫反应，引起过敏性休克。地塞米松等糖皮质激素对体液免疫和细胞免疫的多个环节均有抑制作用，可对抗鸡卵蛋白引起的过敏性休克。

【材料】

1. 动物　豚鼠，250~300g，雌雄不拘。

2. 药品　10% 鸡卵蛋白生理盐水（chicken egg albumin solution）、0.5% 醋酸地塞米松溶液（dexamethasone acetate solution）、生理盐水溶液（normal saline）。

3. 器材　超声波雾化器、喷雾箱、药物天平、注射器。

【方法】

1. 取豚鼠 2 只，称重、编号。以 10% 鸡卵蛋白腹腔和皮下各注射 1ml 预先致敏，三周后可供实验。

2. 甲鼠腹腔注射 0.5% 地塞米松溶液 1ml/100g，乙鼠腹腔注射等体积生理盐水，观察记录呼吸、活动等有无变化。

3. 1~1.5h 后，将盛有新鲜 10% 鸡卵蛋白生理盐水溶液的超声波雾化器与喷雾箱连接，接通电源，顺时针旋转雾量调节旋钮，即有雾化的鸡卵蛋白生理盐水进入喷雾箱内。

将两只豚鼠放入喷雾箱内喷雾 1min,密切观察和记录豚鼠呼吸、活动情况的变化及其发生时间。

【结果整理】将实验结果填入表 13-2-1,比较两鼠呼吸、活动情况的差别。

表 13-2-1　地塞米松的抗过敏性休克作用

| 组别 | 药物 | 第二次鸡卵蛋白攻击后的反应 | |
		休克潜伏期	休克表现
甲			
乙			

【注意事项】

1. 10% 鸡卵蛋白生理盐水制备:取新鲜鸡蛋蛋清 5ml,加入生理盐水 45ml 混合均匀。第二次抗原攻击所用 10% 鸡卵蛋白生理盐水应新鲜配制。

2. 过敏性休克症状主要有呼吸困难、咳嗽、窒息、抽搐、倒地和死亡。

3. 休克潜伏期是指从第二次抗原攻击至休克开始发生之间的一段时间,如果第二次鸡卵蛋白攻击后 30min 内未发生休克,一般不会再发生。

实验三　糖皮质激素对肉芽增生的抑制作用
(Inhibitory effect of glucocorticoids on granuloma hyperplasia)

【目的】以无菌棉球埋植于大鼠蹊部皮下,引起肉芽组织增生,观察地塞米松对这一过程的抑制作用。

【原理】糖皮质激素对理化等各种刺激引起的炎症均具有强大的抑制作用。一方面通过抑制炎症早期渗出、水肿、毛细血管扩张、白细胞浸润等控制炎症;另一方面抑制炎症后期的毛细血管和成纤维细胞的增生,延缓肉芽组织的形成而发挥其药理作用。

【材料】

1. 动物　大鼠。

2. 药品　0.5% 醋酸地塞米松溶液(dexamethasone acetate solution)、1% 戊巴比妥钠溶液(sodium pentobarbital solution)、青霉素 G 钠及硫酸链霉素混合液(sodium penicillin G streptomycin sulfate solution);每毫升含青霉素 G 钠 800U,链霉素 650U。

3. 器材　注射器,消毒手术器械(剪刀、手术刀、小镊子、缝针及线等)。

【方法】每组取大鼠 2 只,腹腔注射 1% 戊巴比妥钠 0.3ml/100g 麻醉。在每鼠的左右鼠蹊部各切一长约 1cm 的小口,每侧用 30mg 的无菌棉球(棉球上加有青霉素、链霉素混合液 0.2ml)塞入切口皮下。将切口的皮肤对合,缝 1~2 针。从术后当日开始,甲鼠每天肌内注射 0.5% 地塞米松 0.1ml/100g;乙鼠每天肌内注射等容量生理盐水作为对照,连续给药 6 天。到第 7 天打开切口,将棉球连同周围结缔组织一起取出,剔除脂肪组织,烘干称重,减去棉球原重量即得肉芽肿的重量。

【结果整理】将结果填入表 13-3-1,比较两鼠肉芽肿重量的差别,分析地塞米松对肉芽增生的抑制作用。

表 13-3-1　糖皮质激素对大鼠肉芽肿的影响

组别	药物	肉芽干重 /mg	
		均值	抑制率
甲			
乙			

【注意事项】植入棉球过程需按无菌操作进行,以防感染。

实验四　泼尼松龙对化学刺激性结膜炎的防治作用
（Preventive and therapeutic action of prednisolone on chemistry-stimulated conjunctivitis）

【目的】学习化学刺激致眼结膜炎模型的制作方法,进一步理解泼尼松龙的抗炎作用。

【原理】桉叶中的桉叶油对黏膜有较强的刺激作用,可直接引起急性炎症,以此作为动物致炎模型。泼尼松龙等糖皮质激素主要通过抑制炎症介质的释放,改善或避免炎症引起的红、肿、热、痛症状而产生抗炎作用。

【材料】

1. 动物　白色无眼疾家兔。

2. 药品　25% 桉叶油溶液（eucalyptus oil solution,桉叶油：植物油 =1：3）、0.12% 泼尼松龙滴眼剂（hydroprednisone acetate）、生理盐水（normal saline）。

3. 器材　家兔固定器、滴管。

【方法】

1. 每组取家兔 1 只,将其中一只眼的下眼睑拉成囊状并压迫好鼻泪管,往囊内滴入 0.12% 泼尼松龙溶液 3 滴,另一只眼以同样方法,往囊内滴入生理盐水 3 滴。10min 后重复滴一次。再隔 10min,向兔两眼各滴入 25% 桉叶油溶液 1 滴。

2. 每隔 10min 检查两眼结膜的病理改变,比较其结膜充血水肿出现的快慢和严重程度。

眼结膜炎症反应程度的判断标准如下。0 级：结膜血管正常,无水肿;1 级：结膜血管充血,呈红色且伴轻微水肿;2 级：结膜血管难分辨,呈深红色,明显水肿;3 级：结膜弥漫性充血,呈深红色,严重水肿致眼睑呈半闭状态。

【结果整理】滴入桉叶油溶液后两眼炎症按级比较,将结果填入表 13-4-1。

表 13-4-1　泼尼松龙对眼结膜炎的影响

炎症程度	炎症出现时间 /min	
	左眼	右眼
0 级		
1 级		
2 级		
3 级		

【注意事项】

1. 滴眼时,必须使眼结膜浸在下眼睑囊的药液中,确保药物作用。

2. 实验结束后,应向生理盐水对照侧眼内滴入泼尼松龙,减轻炎症对兔眼结膜的损伤。

实验五　胰岛素和格列本脲的降血糖作用
(Hypoglycemic actions of insulin and glibenclamide)

【目的】学习降糖药对动物血糖影响的实验方法及进一步理解降糖药的疗效。

【原理】格列本脲与受体结合后,阻止钾外流,使细胞膜去极化,导致钙通道开放,大量钙内流并触发胞吐作用及胰岛素释放反应而出现降低血糖作用。

【材料】

1. 动物　家兔。

2. 药品　2U/ml 胰岛素溶液(insulin solution)、2% 格列本脲混悬液(glibenclamide solution)、10% 葡萄糖溶液(glucose solution)。

3. 器材　注射器、家兔开口器、兔灌胃管、200ml 烧杯、75% 酒精棉球。

【方法】

1. 每组取健康家兔 2 只,禁食 24h,称重标记。分别由耳缘静脉取血 1ml 放入有少许草酸钾的试管中,摇匀,供测定药前的血糖值备用。

2. 甲兔皮下注射胰岛素 1ml/kg,乙兔灌胃格列本脲 4.5ml/kg。

3. 给药后每隔 1h 采血一次,直至给药后 6h,离心测定血糖水平,并与正常空腹血糖进行比较。

【结果整理】将获得的结果数据填入表 13-5-1 中,加以比较,得出结论。

表 13-5-1　降糖药对家兔血糖的影响

兔号	药物	药量	给药途径	血糖含量 /(mg·dl^{-1})						
				药前	药后 1h	药后 2h	药后 3h	药后 4h	药后 5h	药后 6h

【注意事项】

1. 实验前必须禁食 24h,否则影响实验结果。

2. 如限于时间,可将服格列本脲的家兔提前 3h 取空腹血和给药,实验课内与注射胰岛素的家兔同时进行血糖含量测定。待观察到明显的血糖降低现象后即可结束实验。

3. 实验结束后给 2 只家兔静脉注射 10% 葡萄糖溶液 6ml/kg。根据所获得实验结果,绘制血糖变化曲线,纵坐标表示血糖含量(mg/dl),横坐标表示时间(h)。

【附】邻甲苯胺法测定血糖的方法

1. 比色液的制备: 按表 13-5-2 配制。

表 13-5-2　比色液的制备

试液	测定管 /ml	标准管 /ml	空白管 /ml
血清	0.1	—	—
葡萄糖标准液	—	0.1	—
蒸馏水	—	—	0.1
10% 邻甲苯胺液	5	5	5

2. 摇匀后置于沸水中煮沸 10min,取出后冷却 3min。用光电比色计或分光光度计在半小时内比色,记录各管光密度,计算全血 100ml 所含葡萄糖的毫克数。

$$血糖浓度(mg/100ml) = \frac{测定管光密度}{标准管光密度} \times 100\%$$

然后换算为 mmol/L,换算关系为(mg/100ml) × 0.055 5=mmol/L。

3. 注意事项

(1)邻甲苯胺为浅黄色油状体,若显红棕色宜重蒸馏。收集 191~201 ℃蒸馏出的微黄色液体,蒸馏时宜去首尾部分。

(2)煮沸时水面需要较管内水面为高,以免温度不均而影响比色。

(3)分光光度计用 0.5cm 光径比色杯,若用光电比色计用 65 号滤光片。

(4)若用分光光度计比色,上述血清液、葡萄糖标准液、蒸馏水则各取 0.05ml,10% 邻甲苯胺试剂取 2.5ml。

4. 试液的配制

(1)10% 邻甲苯胺试剂:在 700ml 乙二醇中加入 150g 柠檬酸,于水浴中加热搅拌使之溶解,冷却后加 1.5g 硫脲,待硫脲溶后加入 100ml 邻甲苯胺,用乙二醇稀释至 1 000ml,贮存在棕色瓶中备用。

(2)葡萄糖标准液

①贮存液(1ml:10mg):称取 1g 干燥无水葡萄糖放入 1 000ml 容量瓶内,以 0.2% 苯甲酸加至刻度处。

②应用液(1ml:1mg):取贮存液 10ml 放入 1 000ml 容量瓶内,用 0.2% 苯甲酸溶液稀释到刻度处。

实验六　胰岛素的过量反应及其解救
(Response and detoxification of excessive insulin)

【目的】观察胰岛素过量用药引起的低血糖反应。学习低血糖反应的救治方法。

【原理】胰岛素是由胰岛 B 细胞分泌的一种蛋白质激素,是机体内唯一降低血糖的激素,能够促进全身组织对葡萄糖的摄取和利用,同时减少血糖的来源,降低血糖。过量则导致低血糖反应,出现饥饿感、出汗、心跳加快、焦虑、震颤等症状;严重者血糖下降过快,可导致脑功能失常,出现惊厥与昏迷。这是由于脑组织只储存极少量的糖原,必须不断从血中摄取葡萄糖。如血糖过低,脑组织缺糖、缺氧、缺能量,细胞外液水分向高渗的细胞内转移,导致或加重脑细胞水肿,可引起脑功能失常甚至脑损伤及死亡。

【材料】

1. 动物　小鼠,体重 18~22g。

2. 药品　5U/ml 胰岛素(insulin)、25% 葡萄糖注射液(glucose injection)。

3. 器械　注射器、恒温器、玻皿。

【方法】将恒温器调节于 37~38 ℃。每组取预先禁食 12h 的小鼠 3 只,称重。甲、乙 2 只小鼠腹腔注射 5U/ml 胰岛素 0.2ml/10g,丙鼠腹腔注射等容量生理盐水。将 3 只小鼠放置于恒温器内,盖以玻皿(勿完全密闭),观察小鼠的活动变化。当发生惊厥时,迅速将小鼠取出,甲鼠腹腔注射预先准备好的 25% 葡萄糖溶液 0.5ml,乙鼠与丙鼠不进行处理,作为对照。比较 3 只小鼠的最后结果。

【结果整理】记录出现反应的时间及表现,分析腹腔注射葡萄糖对胰岛素作用的影响。

（薛建军,林丽文,王国芳）

第十四章　抗菌药物实验

抗菌药物的种类较多,作用的强弱也有明显差别,研究方法包括体外实验及体内实验。体外实验主要用于筛选抗菌药物或测试细菌对药物的敏感性,包括药物抑菌试验、杀菌试验及联合药敏试验等;常用试管或平皿等方法。体内抗菌药物实验以观察抗菌药的不良反应及毒性为主,即将感染的动物以不同剂型、不同剂量和不同给药途径进行实验治疗,观察治疗效果,并且进行一般的毒性试验。让学生知道不合理使用抗菌药可导致动物死亡,如快速静脉注射青霉素 G 钾引起的高血钾、硫酸链霉素过量引起小鼠肌肉麻痹,均可造成损伤或死亡等。

实验一　诺氟沙星、氧氟沙星及环丙沙星的体外抗菌活性测定
（Assay the antibacterial activity of norfloxacin, ofloxacin and ciprofloxacin *in vitro*）

【目的】了解用平皿稀释法和纸片法试验药物抗菌作用的步骤,观察药物不同浓度对抗菌作用的影响,了解平皿稀释法的操作过程和实验结果的判断。

【原理】诺氟沙星、氧氟沙星及环丙沙星属于第三代喹诺酮类人工合成抗菌药物,该类药物具有抗菌谱广、高效、不良反应少的特点,特别是对铜绿假单胞菌等革兰氏阴性杆菌有强大抗菌作用。通过与 DNA 回旋酶 A 亚基结合,抑制酶的切割与联结功能,阻止 DNA 的复制,呈现抗菌作用。

【材料】

1. 已培养 16~18h 的金黄色葡萄球菌(或大肠埃希菌)菌液。

2. MH 琼脂培养基、无菌平皿、无菌滤纸片(直径 0.5cm)、镊子、无菌生理盐水、无菌试管、无菌吸管、微量移液器、肉汤培养基、卡尺。

3. 8μg/ml 的诺氟沙星、氧氟沙星、环丙沙星 3 种药液。

一、纸片法

【方法】

1. 将灭菌平皿底面向上,在底面上划三条线,均分为 6 等份,标上 1~6 号。

2. 用无菌吸管定量吸取实验菌液 0.1ml 加入 100ml 保温于 45℃的琼脂培养基中,摇

匀,倾注于无菌平皿中,待其冷却后,备用。

3. 无菌生理盐水将药物稀释成各种浓度,按倍比稀释的方法,稀释好备用。

4. 用镊子分别取无菌滤纸片,分别蘸取不同浓度的药液,然后按划好的位置贴在含菌的平板上。

5. 将培养皿置 37 ℃培养箱中培养,24h 后观察结果。用卡尺测定每张滤纸片周围的抑菌圈的直径(mm)。

【结果整理】如表 14-1-1。

表 14-1-1　药物的体外抗菌活性测定结果(纸片法)

纸片号码	1	2	3	4	5	6
含有药液种类及浓度						
抑菌圈直径 /mm						

【注意事项】

1. 制备含菌平板时,琼脂须保温,动作要敏捷,否则易使凝块不均一。

2. 在贴放滤纸片时,滤纸间必须保持一定的距离,并事先在平皿底部的适当位置上注明号码。

3. 尽量使滤纸片上的药量均匀一致,否则会给实验结果带来误差。

【方法评价】本法最大的特点是测定方便、迅速、样品数量多。在同一个含金黄色葡萄球菌的平皿内,同时测定诺氟沙星、氧氟沙星和环丙沙星,甚至更多的样品,能做到一菌多药筛选。

【思考题】

1. 试验药物抗菌作用的滤纸片法适用于哪些情况?

2. 试从本次实验的结果中比较几种喹诺酮类药物的作用强弱。

二、平皿稀释法

【方法】

1. 将经 12h 培养的菌液进行稀释(1∶100),摇匀备用。

2. 将药物按倍比稀释的方法用无菌生理盐水进行稀释:1∶1、1∶2、1∶4、1∶8、1∶16、1∶32、1∶64、1∶128、1∶256。

3. 将不同浓度药物加入无菌平皿中(2ml/ 皿),然后加入冷至 50 ℃左右的 MH 培养基(18ml/ 皿),摇匀,最终浓度为 1∶10、1∶20、1∶40、1∶80 等,待凝,备用。

4. 用微量移液器吸取各菌液 2μl 加到平板上,摇匀放置 20min,于 37 ℃培养箱中培养 18~24h 后,取出观察结果,记录不长菌的最高稀释度作为最低抑菌浓度(MIC)。

【结果整理】将实验结果填入表 14-1-2。

表 14-1-2　药物体外抗菌活性的测定(平皿稀释法)

药物	药物浓度					
	1∶10	1∶20	1∶40	1∶80	1∶160	1∶320
含有药物种类及浓度						
抑菌圈直径 /mm						

【注意事项】

1. 当 MH 培养基加入平皿后,必须充分摇匀,速度要快,否则会凝固,造成药物分散不均匀。

2. 使用的试验菌必须是对数生长期的敏感菌。

3. 实验必须要做对照组。

4. 放置平皿的台面和温箱台面应校正水平。

【方法评价】 平皿稀释法目前广泛地应用在抗生素的抗菌活性的体外筛选和测定中。方法简便、合理,准确度高,速度快,假阳性少,能直观反映细菌生长情况和药物作用效果。

【思考题】 试讨论诺氟沙星的抗菌机制。

实验二　抗菌药物体内抗菌实验
（Antibacterial effects of antibacterial agents *in vivo*）

【目的】 观察宿主、细菌、药物三者的相互作用,以加深对抗菌药物药理作用的认识,并学习抗菌药的体内实验方法。

【原理】 对于初步认为有抗菌作用的药物,还应进行体内实验,以便观察宿主、细菌、药物三者相互作用的动态条件,并可观察某些药物通过机体生化代谢,其中间或最终产物是否具有抑菌或杀菌作用。利用动物感染制成的病理模型不但可以进行抗菌药物筛选,还可以观察药物的毒副作用。药物是否有化疗效果,能否推荐用于临床,需在较为完整的动物实验的基础上才能肯定。体内实验结果与动物的种属、菌株的毒力、接种菌量和感染途径密切相关,进行实验时应注意。常用实验动物有小鼠、豚鼠、家兔等。

【材料】

1. 动物　小鼠 18~22g,雌雄兼用。

2. 器材及药品　注射器(1ml)、小试管、试管架、MH 培养基、金黄色葡萄球菌液、5% 胃膜素悬液、青霉素 G 钠、2.5% 碘酊、70% 乙醇、5% 石炭酸溶液。

3. 感染菌种　根据所试药物的抗菌作用特点选择不同菌株进行试验。常用致病菌如金黄色葡萄球菌、肺炎链球菌、大肠埃希菌、痢疾杆菌、伤寒沙门菌、铜绿假单胞菌等。

【方法】

1. 接种法　接种部位应用碘酊、酒精消毒,必要时剪去腹部的毛,或使用新鲜配制的脱毛剂(以硫化钡、淀粉等量混合,用少量水调成糊状)。

(1)接种途径:有多种途径,常用的有皮下注射、肌内注射、腹腔注射等,必要时可经脑、心、气管内接种。小鼠多用腹腔接种感染。

(2)菌种及菌量:按细菌对小鼠的毒力可分为:高毒力细菌如溶血性链球菌、肺炎球菌、巴氏杆菌等;低毒力细菌如金黄色葡萄球菌、脑膜炎奈瑟菌、大肠杆菌、痢疾杆菌、变形杆菌、铜绿假单胞菌等。

(3)取保存的典型菌株或临床分离出来的致病菌,宜选毒力强的细菌,否则应强化毒力(可加 5% 的胃膜素);最好选择已知对药物敏感的菌株,否则不易找到保护量。将选好的菌株移种于培养基中,于 37℃培养 16~18h。

将菌液用生理盐水以 10 倍顺序稀释为 10^{-1}、10^{-2}、10^{-3}……等不同浓度菌液;各无菌试管内放稀释好的不同浓度的菌液 1ml,另加 5% 胃膜素悬液 9ml。即做成浓度为 10^{-2}、10^{-3}、

10^{-4}……的菌悬液备用。

选健康小鼠进行预试,每组 3~5 只,每鼠腹腔注射不同浓度菌液 0.5ml,观察其死亡情况。实验时宜选最小致死量(MLD),即感染后引起 80%~100% 小鼠死亡的菌悬液浓度。

常用病菌稀释度与死亡时间见表 14-2-1。

表 14-2-1　常用细菌稀释度与死亡时间

菌株	稀释度(M)	胃膜素稀释后(M)	死亡时间 /h
金黄色葡萄球菌	10^{-2}	10^{-3}	24
大肠埃希菌	10^{-3}	10^{-4}	24
变形杆菌	10^{-4}	10^{-2}	24~48
铜绿假单胞菌	10^{-3}	10^{-4}	48~72

2. 分组并给药　取小鼠,随机分组,每组 5 只,以预试中选定的适当稀释浓度的菌悬液感染各组小鼠,每鼠腹腔注射 0.5ml;另设不给药阴性对照组。实验组以待试药物治疗,给予药物的剂量应不超过小鼠的最大耐受量。一般在感染接种后 1h、6h、12h 以灌胃或腹腔注射给药一次,也可在感染接种前预先给药。

3. 结果记录　通常于感染接种后 24h(48h)计数各组小鼠死亡数,并与对照组比较,作统计处理。如治疗组小鼠的死亡率显著低于对照组,即说明该药有效,可考虑重复实验或用其他动物验证。亦可以动物反应(死亡百分率)作为纵坐标,以药物的对数剂量作为横坐标绘制量效反应曲线,即可求出该药的半数有效量(ED_{50}),并可根据下式计算其治疗指数(化疗指数):

$$治疗指数 = \frac{LD_{50}}{ED_{50}}$$

求得治疗指数后,即可对所试药物作大致的评估,并可用于与其他抗菌药物比较。治疗指数愈大,表示药物治疗的安全范围愈大。

感染完毕,将动物隔离与喂养并逐日观察。观察时间可根据接种细菌的毒力及接种量而定,一般观察 5~7d。注意饲养管理情况是否适合,编号标志有无脱落或错误,隔离与消毒是否符合常规要求。接种后,应根据实验要求经常观察动物的食欲、活动情况,必要时检查体温、体重、局部反应及血液学指标,并仔细注意其病情变化。发现动物在观察期死亡,应立即进行解剖,暂时不能解剖的应冷藏,但搁置时间不宜过久;如预定观察时间已到,动物仍未出现病变,也应将其处死,进行解剖。

4. 结果评价　一般以生存时间或生存率评价,亦可以死亡率作评价。此外,还应检查脏器有无细菌。对某一药物作出早期疗效评价,除生存率外,还应作细菌学检查。若脏器有细菌,即使量少,仍有患病死亡的可能。

5. 动物解剖法　动物经接种后,可因患病而死亡,由于肠道菌丛的繁殖,可使组织腐烂,从而使内脏污染。动物尸检应在死后尽早进行,必要时可暂存冰箱中。

解剖时注意观察体表(特别是接种部位)有无病变,再按一定顺序切开皮肤、胸腹腔,肉眼观察内脏变化情况,其步骤如下。

待解剖的动物以 5% 苯酚消毒 10min。取搪瓷盘,内铺消毒液浸过的纱布,动物胸腹朝上,用大头针固定四肢,碘酒消毒;以有钩镊子提起皮肤,用剪刀伸入,沿正中线剪开,四肢皮

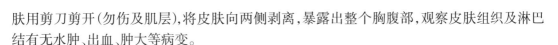

肤用剪刀剪开(勿伤及肌层),将皮肤向两侧剥离,暴露出整个胸腹部,观察皮肤组织及淋巴结有无水肿、出血、肿大等病变。

另取无菌剪刀沿正中线自阴部至横膈为止剪开,观察腹腔液的多少及性质,并做涂片、培养;再横行切开,观察腹部脏器,切取部分脏器,分别置于无菌平皿中,供培养或做涂片标本;切开横膈,剪开胸骨两侧软肋骨,翻起胸骨,观察胸部脏器及胸腔液有无变化,并取胸腔液、心包液、心脏血或凝块、肺组织做涂片或培养。

取重要脏器部分组织固定于 10% 甲醛溶液内,做病理切片观察。必要时切开颅骨,刮取脑组织作有关检查。

解剖完毕,用垫在尸体外面的纸包好,将其焚烧或深埋,或高压灭菌。所用器械均应煮沸消毒,解剖台用消毒剂擦洗干净。

【注意事项】

1. 最好能设置标准菌株等对小鼠的 100% 最小致死量(100% MLD)。

2. 可通过不同临床菌株、标准菌株感染的小鼠模型的给药治疗,测定药物的 50% 有效剂量(ED_{50})和 95% 可信限。

【思考题】宿主、细菌、药物三者相互作用的关系是什么?

实验三 青霉素 G 钾和青霉素 G 钠快速静脉注射毒性比较
(Comparison of the toxicity of potassium penicillin G and sodium penicillin G by rapid intravenous injection)

【目的】观察并比较快速静脉注射青霉素 G 钾和青霉素 G 钠对小鼠的毒性。

【原理】青霉素毒性很低,但一次静脉注射大剂量青霉素 G 钾可致动物死亡。原因是在 100 万 U 青霉素 G 钾中含 K^+ 65mg,若快速静脉注射可致高血钾(正常人血钾浓度为 3.5~5.5mmol/L)。而 100 万 U 青霉素 G 钠中含 Na^+ 为 39mg,对机体无明显影响。

【材料】

1. 动物 小鼠,体重 18~22g。

2. 药品 10 万 U/ml 青霉素 G 钾溶液(potassium penicillin G solution)、10 万 U/ml 青霉素 G 钠溶液(sodium penicillin G solution)。

3. 器材 天平、鼠笼、0.25ml 注射器、培养皿、酒精棉球、小鼠固定器。

【方法】每组取 2 只小鼠,用小鼠固定器将小鼠固定,用酒精棉球涂擦尾部使血管充分扩张,快速静脉注射药物。甲鼠静脉注射青霉素 G 钾,乙鼠静脉注射青霉素 G 钠,剂量为 0.1ml/10g,观察给药后各鼠反应情况。

【结果整理】观察小鼠死亡情况,综合全室结果,用直接概率法计算精确概率。

实验四 硫酸链霉素的毒性反应及葡萄糖酸钙的对抗作用
(Toxic effect of streptomycin sulfate and the antagonism of calcium gluconate)

【目的】观察硫酸链霉素引起的小鼠肌肉麻痹作用及葡萄糖酸钙的对抗作用。

【原理】氨基糖苷类抗生素用量过大对神经肌肉接头有阻断作用。表现为急性肌肉松弛和呼吸麻痹,严重者因呼吸抑制而死亡。此作用机制是乙酰胆碱的释放需 Ca^{2+} 的参与,药物能与突触前膜上"钙结合部位"结合,从而使神经末梢乙酰胆碱释放减少所致。因此,Ca^{2+} 可对抗链霉素的这一毒性反应。

【材料】

1. 动物　小鼠,体重 18~22g。

2. 药品　6.25% 硫酸链霉素溶液(streptomycin sulfate solution)、10% 葡萄糖酸钙溶液(calcium gluconate solution)、生理盐水(normal saline)。

3. 器材　天平、注射器、针头、鼠笼。

【方法】每组取小鼠 2 只。甲鼠一侧腹腔注射生理盐水,另一侧腹腔注射硫酸链霉素溶液。乙鼠一侧腹腔注射葡萄糖酸钙溶液,另一侧腹腔注射硫酸链霉素溶液,剂量均为 0.1ml/10g。仔细观察给药后每只小鼠出现反应的时间与症状(呼吸、体位),并计算各组动物的死亡率。

【结果整理】综合各组实验结果,填入自行设计的表中。

（崔立坤,顾 磊）

第十五章 抗肿瘤药物实验

研究抗肿瘤药物的方法很多,其中有肿瘤系统和非肿瘤系统的实验方法。前者包括体外实验法如亚甲蓝还原法、细胞染色法等,体内实验法有动物移植性肿瘤法、动物自发性肿瘤法、诱发肿瘤法等;后者有抗菌实验法、噬菌体实验法、精原细胞法等。动物移植性肿瘤的体内实验法较常用,比自发性及诱发性动物肿瘤易于实行。移植性肿瘤接种成功率几乎达100%,在同一时间内获得大量生长相对均匀的肿瘤,为抗肿瘤药物研究奠定了基础。移植性肿瘤常用的动物为小鼠、大鼠和地鼠。作为抗肿瘤药物实验的筛选,每批实验只用一个性别,但在抗肿瘤药物筛选时,每批动物都应有一定的微生物及遗传背景,来源明确,根据瘤株的要求选用近交系、远交系或杂交第一代,一般雌雄皆可(乳腺癌、卵巢癌、宫颈癌等必须用雌性动物)。

实验一 5- 氟尿嘧啶对小鼠肉瘤 S_{180} 的治疗作用
(Therapeutic effect of 5-fluorouracil on sarcoma S_{180} in mice)

【目的】学习药物对实体型瘤的实验治疗方法,观察 5- 氟尿嘧啶的抗肿瘤作用。

【原理】5- 氟尿嘧啶为胸苷酸合成酶抑制剂。主要阻止脱氧尿苷酸变为脱氧胸苷酸,从而阻止 DNA 合成;也可在动物体内代谢成 5- 氟尿嘧啶核苷,掺入 RNA 中干扰蛋白质合成,发挥抗肿瘤作用。

【材料】

1. 动物 生长 10~12 天的 S_{180} 瘤源小鼠。

2. 药品 0.25%5- 氟尿嘧啶溶液(5-fluorouracil solution)、生理盐水(normal saline)、2%碘酊(iodine)、75% 乙醇(alcohol)。

3. 器材 组织匀浆器、剪刀、弯眼科镊子、注射器、培养皿、烧杯、棉球(所用器材用前应经 15 磅蒸汽灭菌 30min,置无菌柜中备用)、方瓷盘、蜡盘、小天平。

【方法】

1. 将肿瘤细胞悬液接种于 S_{180} 瘤源小鼠后正常饲养。

2. 把饲养 12d 后的瘤鼠脱臼处死,仰卧位固定在蜡盘上,然后用 2% 碘酊、75% 乙醇消毒肿瘤部位及周围皮肤。在无菌罩内以无菌操作剖腹取出肿瘤。正常肿瘤组织呈粉红色,略有弹性,含丰富血管,瘤块中心常有灰白色坏死组织,质地松脆。用消毒剪刀剪下粉红色肿瘤组织置于灭菌培养皿中,加入适量灭菌生理盐水洗去血污。称取肿瘤组织,剪碎,按每克肿瘤组织 3ml 的比例加入灭菌生理盐水,经组织匀浆器仔细研磨而制成均一的细胞悬液,加盖置冰箱中备用。正常悬液呈粉红色,若呈深红色,说明有多量血液存在,质量差。

3. 给小鼠接种时,左手抓住小鼠,右手用碘酒、75% 乙醇消毒右前肢腋下的皮肤,然后右手将注射器中的肿瘤细胞悬液 0.2ml 注入腋下的皮下组织。

4. 将接种 24h 后小鼠逐一编号,随机分对照组和实验组,每组 10 只。实验组各鼠腹腔注射 5- 氟尿嘧啶 0.1ml/10g,每天一次,连续 12d。对照组腹腔注射同等容积生理盐水。

5. 结束给药的第二天,给各鼠称重,脱臼处死,按次序排列在瓷盘中,逐个解剖取出肿瘤,称瘤重并仔细观察有无瘤体坏死、感染等情况。若对照组小鼠的平均肿瘤的重量大于 1g 或 80% 以上小鼠瘤重大于 0.4g,则表示实验肿瘤生长正常,能进行药物的肿瘤抑制率计算。肿瘤抑制率 =(C-T)/C × 100%,"C" 为对照组平均瘤体重量,"T" 为实验组平均瘤体重量。所试药物的肿瘤抑制率大于 30%,经统计学处理两组的平均瘤体重量有显著差异,经 3 次实验证明有效者,即可评价该药对所试肿瘤有作用。

【结果整理】将所得结果填入表 15-1-1 内,求出抑制率并作出疗效评价。

表 15-1-1　5- 氟尿嘧啶对小鼠肉瘤 S_{180} 的作用

组别	接种时间	药物剂量	动物数		平均体重		瘤重($\bar{x} \pm s$)	抑制率	P 值
			开始	结束	开始	结束			
实验组									
对照组									

【注意事项】

1. 肿瘤接种时应严格进行无菌操作,否则感染干扰瘤体生长。

2. 取瘤称重时应剥离干净并准确称重,避免因其他组织连于瘤体影响称量的准确性。

实验二　环磷酰胺对小鼠血清抗体形成的影响
(Effect of cyclophosphamide on the production of serum antibody)

【目的】了解血清中溶血素的分光光度检测方法;观察环磷酰胺对血清溶血素形成的影响。

【原理】经绵羊红细胞(SRBC)免疫后的小鼠,其淋巴细胞可产生抗 SRBC 抗体(溶血素)并释放到外周血液。溶血素与 SRBC 经体外温育,在补体参与下,发生溶血反应,所产生的全部血红蛋白与 Drabkin 试剂反应,变为氰化血红蛋白,溶液呈稳定红色,于 540nm 比色。用分光光度法测定溶血过程中释放的血红蛋白,即可检测出免疫动物血清溶血素的含量。

【材料】

1. 动物　小鼠,体重 18~22g。

2. 药品与试剂

(1)0.1% 环磷酰胺溶液(cyclophosphamide solution)。

(2)生理盐水(normal saline)。

（3）Alsever 溶液：葡萄糖 2.05g、氯化钠 0.42g、柠檬酸钠 0.80g，蒸馏水加至 100ml，经 8 磅蒸汽灭菌 10min 或用 G_5 漏斗无菌过滤后方可使用。

（4）Drabkin 试剂：碳酸氢钠 1.0g、氰化钾 0.05g、高铁氰化钾 0.2g，加蒸馏水至 1 000ml。

（5）3∶5（v/v）SRBC 悬液：在无菌操作下取绵羊静脉血放于有玻璃珠的三角瓶内，摇动 10min 除去纤维蛋白，加入 2 倍量的 Alsever 溶液，混匀后置于 4℃冰箱备用。临用前用生理盐水洗 3 次，前 2 次以 1 500r/min 离心 5min，弃上清液，后经 2 000r/min 离心 10min 获得压积红细胞，按 3∶5 以生理盐水稀释即可成为 SRBC 悬液。

（6）补体：用新鲜豚鼠血清按 10∶1（v/v）加入压积 SRBC 中，置 4℃冰箱 30min，经常振荡，2 000r/min 离心 10min，吸取上清液，用生理盐水 1∶10 稀释后即成。原血清置于 –20℃以下冰柜中储存备用。

【方法】

1. 取小鼠 2 只，称重，做好记号。甲鼠皮下注射环磷酰胺 0.2ml/10g；乙鼠皮下注射生理盐水 0.2ml/10g；30min 后，分别腹腔注射 3∶5 SRBC 悬液 0.2ml 进行免疫。

2. 免疫 4d 后，摘除眼球取血，将血液分别滴于 2 支小试管内，室温下放置 1h，用长针将凝固的血块与管壁划开以便血清充分渗出；再以 2 000r/min 离心 10min，取上层血清，用生理盐水稀释 500 倍。

3. 取试管 2 只，分别加入已稀释好的两鼠血清样品各 1ml，再逐一加入 3∶5 SRBC 悬液 0.5ml，冰浴中冷却试管，向每管内加入补体 1ml；再将试管移至 37℃恒温水浴箱中，保温 10min，随即放置于冰浴中以终止反应。以 2 000r/min 离心 10min，取上清液供比色检测使用。另取试管 1 支，加入生理盐水 1ml 代替血清样品，其他操作与上述相同。该试管作为空白对照管供比色检测使用。

4. 比色测定程序：先测定样品的吸收度值，分别取其上清液 1ml 放于试管中，加入 Drabkin 试剂 3ml，充分摇匀，放置 10min 后，于 540nm 波长下比色并记录其吸收度值。再测定 SRBC 半数溶血时的吸收度值，取 3∶5 SRBC 悬液 0.25ml，加入 Drabkin 试剂稀释至 4ml，摇匀，放置 10min 后进行比色。

5. 按下式计算样品半数溶血值（HC_{50}）：

样品 HC_{50}=（样品吸收度值 /SRBC 半数溶血时的吸收度值）× 稀释倍数

【结果整理】收集各组的实验结果填入表 15-2-1，计算出两小鼠 HC_{50} 的平均值，进行检验以判断结果的显著性。

表 15-2-1 环磷酰胺对小鼠血清抗体形成的影响

组别	药物	药量	本组 HC_{50}	全室 HC_{50}（$\bar{x}±s$）	平均 HC_{50} 差异的显著性

【注意事项】

1. 严格按程序操作，避免失误影响结果。

2. 制备补体时，豚鼠血清一定要经 SRBC 吸收，以消除非特异性溶血，确保结果的正确性。

（王传功，薛建军）

第十六章　作用于免疫系统的药物实验

实验一　糖皮质激素对单核巨噬细胞吞噬功能的影响（碳粒廓清法）
(Effects of glucocorticoids on the phagocytosis of mononuclear phagocyte—carbon particle clearance)

【目的】了解小鼠碳粒廓清实验方法，进一步加深理解糖皮质激素对吞噬细胞吞噬作用的影响。

【原理】当颗粒状异物如印度墨汁等静脉注入血液后，可很快被单核吞噬细胞清除，故恒定异物量时，其血液中消除速率即能反映出单核巨噬细胞的吞噬功能。血中碳粒浓度对数值与时间呈直线关系，该直线斜率"K"表示吞噬速率（或廓清指数），因动物的肝脾重量可影响"K"值，亦可换算为吞噬指数 α。

【材料】

1. 动物　小鼠，体重 18~22g。

2. 药品　1% 醋酸可的松溶液（cortisone acetate solution）、生理盐水（normal saline）、0.1% 碳酸钠溶液（sodium carbonate solution）、1∶5 稀释印度墨汁。

3. 器材　小鼠固定器、注射器、试管、采血管、天平、剪刀、镊子、分光光度计。

【方法】

1. 实验前 4d，取小鼠 2 只（体重为 18~22g），称体重。甲鼠腹腔注射醋酸可的松 0.1ml/10g，乙鼠腹腔注射生理盐水 0.1ml/10g，每天 1 次，连给 3d。

2. 末次给药后 24h，给小鼠尾静脉注射 1∶5 稀释的印度墨汁 0.1ml/10g 并开启秒表计时。注墨汁后 1min 和 5min 用采血吸管（预先用肝素溶液湿润以防凝血）分别从眼眶后静脉丛取血 20ml，加入盛有 0.1%Na$_2$CO$_3$ 溶液 2ml 的试管内，摇匀。用分光光度计在 680nm 波长下比色，记录吸收度（A）值。

3. 将小鼠颈椎脱臼处死，取肝脾用滤纸吸干后称重。

4. 计算廓清指数 K 值和吞噬指数 α 值。

$$K=\frac{\lg A_1-\lg A_2}{t_1-t_2}$$

$$\alpha = \sqrt[3]{K} \times \frac{W}{W_{LS}}$$

式中的 A 为血样吸收度值,t 为采血时间,W_{LS} 为肝脾重量。

【结果整理】将实验所得数据填入表 16-1-1 中。

表 16-1-1　醋酸可的松对吞噬细胞功能的影响

鼠号	药物	药量	廓清指数(K)	吞噬指数(α)
1				
2				

【注意事项】

1. 印度墨汁用前需用生理盐水稀释 5 倍,经超声处理后,3 000r/min 离心 15min,除去沉淀后方可供静脉注射,否则可因颗粒阻塞血管引起动物死亡。

2. 静脉注射墨汁量应尽量准确,避免出现不正确的结果。

实验二　糖皮质激素对迟发型超敏反应的影响
(Effects of glucocorticoids on delayed type hypersensitivity)

【目的】观察地塞米松对二硝基氟苯诱导的迟发型超敏反应的抑制作用。

【原理】依赖 T 细胞的迟发型超敏反应是致敏机体在抗原攻击 24~48h 后发生的组织损伤。半抗原二硝基氟苯(DNFB)的稀释液涂抹于小鼠腹壁皮肤后,可与皮肤蛋白结合形成完全抗原,从而刺激 T 淋巴细胞增殖为致敏淋巴细胞。机体致敏 4~7d 后,再次将 DNFB 涂抹于皮肤,则抗原攻击部位出现迟发型炎症反应。在炎症反应的高峰期测定组织肿胀程度可代表迟发型超敏反应强度。

【材料】

1. 动物　小鼠,体重 20~30g,雌雄兼用。

2. 药品　2% 地塞米松磷酸钠溶液(dexamethasone phosphate sodium solution)、生理盐水(normal saline)、0.1%DNFB 溶液、1:1 丙酮麻油溶液。

3. 器材　电子天平、注射器、剃毛刀片、天平、打孔器、微量注射器。

【方法】

1. 取小鼠 2 只,称重、编号。1 号小鼠肌内注射 2% 地塞米松磷酸钠溶液 0.04ml/10g,2 号小鼠肌内注射生理盐水 0.04ml/10g。

2. 给药次日,用剃毛刀片将小鼠腹部去毛,范围约 3cm×3cm。用微量注射器取 0.1%DNFB 溶液 50μl,均匀涂抹在剃毛区内致敏。

3. 致敏后第 5 天,将 0.1%DNFB 溶液 10μl 均匀涂抹于每只小鼠右耳(两面)进行抗原攻击。每只小鼠左耳均匀涂抹 1:1 丙酮麻油溶液 10μl 作为对照。

4. 抗原攻击 24h 后,处死小鼠,沿耳郭基线剪下左右耳郭,用打孔器于同一部位分别取下直径为 8mm 的耳片,称重;以左、右耳片重量之差作为肿胀度。根据全班实验结果,对给药组和对照组的小鼠耳肿胀度进行 t 检验,以判断差异的显著性。

【结果整理】将实验所得数据填入表 16-2-1 中。

表 16-2-1 糖皮质激素对迟发型超敏反应的影响

药物	剂量与途径	本组鼠耳肿胀度 ($\bar{x} \pm s$,mg)	全班鼠耳肿胀度 ($\bar{x} \pm s$,mg)	平均鼠耳肿胀度差异的显著性
地塞米松磷酸钠				
生理盐水				

【注意事项】

1. DNFB 溶液应在临用前配制。首先配制 1:1 丙酮麻油溶液备用,然后称取所需量的 DNFB,置于清洁、干燥的小瓶之中,倾入事先配好的丙酮麻油溶液适量,盖好并用胶布密封,摇匀后用微量注射器通过瓶盖取用。

2. 实验中应避免 DNFB 溶液接触操作者皮肤。

3. 小鼠腹部既要尽量去毛,又要避免皮肤破损。

4. 也可在致敏次日再次涂抹 DNFB 溶液强化,于致敏后第七天进行抗原攻击。

5. 实验过程中环境温度宜控制在 20℃。

【思考题】联系实验结果,讨论地塞米松对细胞免疫的影响及其临床意义。

(王国芳,林丽文)

第十七章　药物的安全性评价

　　安全性是药物的基本属性,是决定某一物质能够应用于临床作为药物应用的前提。评价药物安全性的方法就是通过进行动物毒理学试验和对人群的观察,阐明药物的毒性及潜在危害,以决定其能否进入市场或阐明安全使用条件,以最大限度地减小其危害作用,保护人类健康。

　　毒理学试验包括一般毒性试验(急性毒性试验、亚急性毒性试验或者慢性毒性试验)、特殊毒性试验(遗传毒性、生殖毒性和致癌毒性试验)、药物依赖性试验以及其他如过敏性试验、光敏反应试验等。

　　1. 急性毒性试验　包括半数致死量(LD_{50})测定和最大耐受量(MTD)试验等,小鼠及大鼠为最常用的动物种属。

　　2. 慢性毒性试验　通常采用大鼠或狗做慢性毒性研究。慢性试验中使用的动物一般要求选择两个种属,即啮齿类和非啮齿类动物各一种,常用大鼠、家兔、狗或猴,雌雄各半。至少设高、中、低 3 个剂量组(高剂量组应有个别动物出现中毒或死亡,低剂量组应略高于治疗量)和 1 个对照组。给药途径应与推荐的临床给药途径相同。给药期限根据具体情况可以是 2 周,最长可至 1 年,一般为 3~6 个月。慢性毒性试验中的观察项目通常包括以下几类。

　　(1)动物的一般情况:如进食量、体重变化、毛色及活动程度等。

　　(2)血常规:如 Hb 测定、RBC 和 WBC 分类计数等。体内的血细胞更新最快,故药物的毒性最容易在这方面反映出来。

　　(3)心血管功能:如血压与心电图变化等。

　　(4)肝功能:常用谷丙转氨酶活力测定、磺溴酞钠(BSP)滞留率测定等。

　　(5)肾功能:如尿常规检查和血液中的尿素氮、肌酐定量等。

　　(6)病理学检查:宜分阶段将动物处死,对心、肺、肝、肾、肾上腺等重要器官进行大体及切片检查。

实验一　戊巴比妥钠 LD_{50} 的测定
(Determination of median lethal dose of sodium pentobarbital)

　　【目的】通过实验了解药物 LD_{50} 测定的方法和计算过程。

【原理】 在一群动物中引起半数(50%)动物死亡的剂量,即半数致死量(LD_{50})。药理实验中常采用 LD_{50} 来表示药物毒性的大小。采用多个剂量 1 次给药,观察并记录动物死亡情况,以简化概率单位法、改良寇氏法、序贯法等可计算出药物的 LD_{50}。

【材料】

1. 动物　小鼠,体重 18~22g,雌雄各半。

2. 药品　戊巴比妥钠溶液(sodium pentobarbital solution)、苦味酸溶液(picric acid solution)。

3. 器材　注射器、鼠笼、天平。

【方法】

1. 每组选取 6 只小鼠,随机分为 3 组,称重,标记。各组分别腹腔注射 1.15%、0.86%、0.65% 的戊巴比妥钠溶液 0.1ml/10g。

2. 给药后 1h 清点各组的死亡小鼠数,综合全实验室结果,填入表 17-1-1,计算戊巴比妥钠的 LD_{50}、LD_{50} 的可信限和可信限率。

表 17-1-1　LD_{50} 计算表

组别	剂量(D)	对数剂量(X)	死亡数	死亡率(P)	概率单位(Y)	权重系数(W_c)	权重(W)
1							
2							
3							

【附】简化概率单位法

1. 探索剂量范围　取小白鼠 8~10 只,以 2 只为一组,分为 4~5 组,选择一系列剂量,分别按组给药,观察出现的症状并记录死亡数,找出引起 10% 和 90% 死亡率剂量的所在范围。

2. 正式实验　在预备实验所获得的 10% 和 90% 致死量的范围内,选用几个剂量,剂量按等比级数排列,剂量间的比例一般用 1:0.7~1:0.85,使一半组数反应率在 10%~50%,另一半组数反应率在 50%~90%。各组的动物数应相等,一般每组可用 10~20 只,动物的体重和性别要均匀分配。完成动物分组和剂量计算后分组给药。

3. 观察记录　给药后观察并记录中毒症状,1h 后(一般需观察 72h)清点各组的死亡小鼠数,计算药物的 LD_{50}、LD_{50} 的可信限和可信限率。

4. 计算

用两个剂量时:

$$LD_k = \lg^{-1}\left[\frac{I \times (Y_k - Y_1)}{Y_2 - Y_1} + X_1 + \frac{I}{2}\right]$$

$$S_{LD_k} = \frac{2.3 \times I \times LD_k}{(Y_2 - Y_1)^2} \cdot \sqrt{\frac{4(Y_k - Y_1)^2 + (Y_2 - Y_1)^2}{\Sigma W}}$$

用三个剂量时:

$$LD_k = \lg^{-1}\left[\frac{2 \times I \times (Y_k - \bar{Y})}{Y_3 - Y_1} + X_2\right]$$

$$S_{LD_k} = \frac{4.6 \times I \times LD_k}{(Y_3 - Y_1)^2} \cdot \sqrt{\frac{6(Y_k - \overline{Y})^2 + (Y_3 - Y_1)^2}{\Sigma W}}$$

用四个剂量时：

$$LD_k = \lg^{-1} \left[\frac{10 \times I \times (Y_k - \overline{Y})}{3(Y_4 - Y_1) + (Y_3 - Y_2)} + X_2 + \frac{I}{2} \right]$$

$$S_{LD_k} = \frac{23 \times I \times LD_k}{[3(Y_4 - Y_1) + (Y_3 - Y_2)]^2} \cdot \sqrt{\frac{80(Y_k - \overline{Y})^2 + [3(Y_4 - Y_1) + (Y_3 - Y_2)]^2}{\Sigma W}}$$

用五个剂量时：

$$LD_k = \lg^{-1} \left[\frac{10 \times I \times (Y_k - \overline{Y})}{2(Y_5 - Y_1) + (Y_4 - Y_2)} + X_3 \right]$$

$$S_{LD_k} = \frac{23 \times I \times LD_k}{[2(Y_5 - Y_1) + (Y_4 - Y_2)]^2} \cdot \sqrt{\frac{50(Y_k - \overline{Y})^2 + [2(Y_5 - Y_1) + (Y_4 - Y_2)]^2}{\Sigma W}}$$

LD_k 的可信限 $= LD_k \pm 1.96 S_{LD_k} (P=0.95)$

LD_k 的可信限 $= LD_k \pm 2.58 S_{LD_k} (P=0.99)$

LD_k 的可信限率 $= \dfrac{1.96 S_{LD}}{LD_k} (P=0.95)$

LD_k 的可信限率 $\dfrac{2.58 S_{LD_k}}{LD_k} (P=0.99)$

X_1、$X_2 \cdots \cdots$：剂量的对数，从小剂量到大剂量。

P_1、$P_2 \cdots \cdots$：各剂量组的动物死亡率。

Y_1、$Y_2 \cdots \cdots$：各剂量组的动物死亡率转换成概率单位（见附表 21 和附表 22）。

W_c：权重系数。

W：权重；$W = nW_c$（各组动物数 × 权重系数）。

n：各组的动物数；N：组数。

I：剂量间比值的对数。

例：某批胆碱酯酶复能剂 $DMO_4\text{-}Cl_2$ 腹腔注射给予小白鼠后，观察 3 天内的死亡率（表 17-1-2），试计算其半数致死量和可信限。

表 17-1-2　$DMO_4\text{-}Cl_2$ LD_{50} 计算表

剂量（D）	对数剂量	死亡数	死亡率	概率单位（Y）	权重系数（W_c）	权重（W）
100mg/kg	2.000 0	1/10	10%	3.72	0.343	3.43
125mg/kg	2.096 9	6/10	60%	5.25	0.621	6.21
156mg/kg	2.193 7	9/10	90%	6.28	0.343	3.43
合计				15.25		13.07

$$I = \log \frac{125}{100} = 2.096\ 9 - 2.000\ 0 = 0.096\ 9$$

$$\overline{Y} = \frac{\Sigma Y}{N} = \frac{15.25}{3} = 5.08$$

$$
\begin{aligned}
LD_{50} &= \lg^{-1}\left[\frac{2\times I\times(Y_k-\overline{Y})}{Y_3-Y_1}+X_2\right]\\
&= \lg^{-1}\left[\frac{2\times 0.096\,9\times(5-5.08)}{6.28-3.72}+2.096\,9\right]\\
&= \lg^{-1}(2.096\,9-0.006\,1)=\log^{-1}2.090\,8=123.2\,(\text{mg/kg})
\end{aligned}
$$

$$
\begin{aligned}
S_{LD_{50}} &= \frac{4.6\times I\times LD_{50}}{(Y_3-Y_1)^2}\cdot\sqrt{\frac{6(Y_k-\overline{Y})^2+(Y_3-Y_1)^2}{\Sigma W}}\\
&= \frac{4.6\times 0.096\,9\times 23.2}{(6.28-3.72)^2}\sqrt{\frac{6(5-5.08)^2+(6.28-3.72)^2}{13.07}}\\
&= \frac{54.915}{6.553\,6}\sqrt{\frac{6.592}{13.09}}=8.379\times0.709\,6=5.946
\end{aligned}
$$

LD_{50} 的可信限 $=123.2\pm1.96\times5.946=123.2\pm11.6\,(\text{mg/kg})\,(P=0.95)$

LD_{50} 的可信限率 $=\dfrac{11.6}{123.2}=0.094=9.4\%$

实验二 药物最大耐受量的测定
（Maximum tolerance dose test of drug）

【**目的**】了解最大耐受量的概念,掌握其测定方法。

【**原理**】最大耐受量（MTD）是指动物能够耐受的而不引起动物产生死亡的最高剂量。当药物毒性较低,测不出 LD_{50} 时,可以做一日最大耐受量测定,也可以反映药物的毒性情况。测定最大耐受量时,受试药物采用与临床相同的给药途径,以动物能耐受的最大浓度、最大容积的剂量 1 次或者 1 日内 2~3 次给予动物,连续观察 7~14d,记录动物反应情况,以不产生死亡的最大剂量为最大耐受量。计算出给药量（g/kg）,推算出相当于临床用药量的倍数。

【**材料**】

1. 动物 小鼠,体重 18~22g。
2. 药品 中草药制剂。
3. 器材 1ml 注射器、鼠笼。

【**方法**】取小鼠 5 只,每只给供试验药液 0.5ml,尾静脉或腹腔注射。观察有无不良反应（如惊厥、四肢瘫痪、步伐不稳、竖毛、呼吸抑制等）或 24~48h 内动物有无死亡。一般以死亡为指标,如有死亡,则将药液稀释成较低浓度再试,以不出现死亡为准,此时小鼠的用药量即为小鼠对该药的最大耐受量。然后按公式计算出最大耐受倍数。

$$\text{耐受倍数}=\frac{\text{小鼠耐受药量}}{\text{小鼠平均体重}(20g)}\div\frac{\text{成人治疗用量}}{\text{成人平均体重}(50kg)}=\frac{x\,ml/kg(\text{小鼠})}{y\,ml/kg(\text{人})}$$

例如:人用量为 2ml（2ml/50kg=0.04ml/kg）,而小鼠最大耐受量为 0.5ml（0.5ml/0.02kg=25ml/kg）,小鼠最大耐受量相当于人用量的倍数为:

$$\frac{25\text{ml/kg}}{0.04\text{ml/kg}} = 625(倍)$$

一般认为按体重计算小鼠最大耐受量相当于人用量 100 倍以上较安全,大部分中草药制剂都在 100 倍以上。如果小于 100 倍,应根据其他毒性和疗效指标全面考虑。

实验三 长期毒性试验
(Long-term toxicity experiment)

【目的】通过观察长期反复给予试验动物不同剂量受试物,观察试验动物除肿瘤外的慢性毒性效应、严重程度、靶器官和损害的可逆性。确定最大未观察到有害作用剂量(NOAEL)和最小观察到有害作用剂量(LOAEL)。为拟定人用安全剂量提供参考。

【材料】

1. 动物 试验动物应符合国家标准和有关规定。长期毒性试验应用两种动物(啮齿类和非啮齿类)进行。啮齿类首选大鼠,非啮齿类首选犬。大鼠多用 Wistar 或 SD 品系,犬首选 Beagle 种,应写明动物的供应单位、品系及动物饲养合格证号。试验开始时,大鼠宜用 6~8 周龄的,体重差异不应超过平均体重的 20%。使用 Beagle 狗时,应用月龄不超过 9 个月的(通常月龄 4~6 个月)。

饲料应写明供应单位,若用自己配制的饲料,应提供配方及成分含量的检测报告。试验动物最好单个饲养(大白鼠每个笼内不宜超过 5 只,雌雄分开)。试验前至少观察 3~5d(杂种狗应先检疫、驱虫、观察 3~4 周),狗应检测心、肝、肾等功能两次。记录试验前一周的食量及体重。应写明动物室内温度、湿度、光照和通风条件。

2. 药品 写明受试物、名称、批号、来源、纯度、保存条件及配制方法。

3. 器材 灌胃器、天平、鼠笼。

【方法】

1. 受试物剂量及动物数 至少设 3 个剂量组和 1 个对照组。受试物剂量单位一般用 mg/kg、g/kg 或 μg/kg 表示。

(1)低剂量组:应高于整体动物最佳有效剂量,但不应出现任何毒性反应,属基本安全剂量。

(2)中剂量组:介于低剂量和高剂量组之间,动物可能产生轻微的毒性反应。

(3)高剂量组:应使动物产生明显的或严重的毒性反应,个别动物可能死亡(死亡动物不超过 20%),通常可用 LD_{50} 1/10~1/4 的剂量。

(4)对照组:不给受试物药物及其他赋形剂,其他条件均与染毒组相同。如染毒必须加入溶剂或者添加剂,这些溶剂或者添加剂不应影响受试物的吸收或者毒性作用,否则应另加一组助剂对照。

(5)动物数:大白鼠每组至少 40 只,雌雄各半,雌鼠应为非经生产、非孕鼠;犬每组 8 只,雌雄各半,若试验期在 3 个月以上时,应适当增加动物数。

(6)限度试验:如小鼠急性毒性的口服给药剂量大于 5g/kg,注射给药剂量大于 2g/kg 仍未产生毒性反应和死亡或仅个别有毒性反应时,可考虑只做一个高于拟用临床剂量 50 倍的剂量组(狗为 30 倍)。

2. 给药方法

(1)给药途径:应与临床使用途径相一致。口服给药时,一般采用灌胃法。也可将受试物混入饲料让动物自行食入,采用此种方法给药时应提供受试物与饲料混合的均匀性、受试物的稳定性及有关质量检查等方面的资料,以确保获得准确可靠的试验结果。临床用药途径为静脉或肌内注射时,大鼠可用其他适宜的注射途径代替。

(2)给药次数:受试物最好是每周7d连续给予。如试验期为3个月或超过3个月时也可采用每周6d给药。每天给药时间应相同,按等容量不等浓度法配制药物。

3. 试验周期　一般可参考推荐临床试验的用药持续时间考虑,即动物实验连续给药期为1~3d者,毒性试验给药期为2周;7d者为4周;30d者为12周;30d以上者,毒性试验给药期至少半年。

4. 检测项目

(1)一般观察:每天至少观察一次,包括外观体征、行为活动、粪便性状、食量及体重变化等,群养时应将出现中毒反应的动物取出单笼饲养。发现死亡或濒死动物,应及时尸检。

(2)血液学指标:红细胞或网织红细胞计数、血红蛋白(Hb)、白细胞总数及其分类、血小板、凝血时间。

(3)血液生化指标:天冬氨酸氨基转移酶(AST)、丙氨酸氨基转移酶(ALT)、碱性磷酸酶(ALP)、尿素氮(BUN)、总蛋白(TP)、白蛋白(A)、血糖(GLU)、总胆红素(STB)、肌酐(Cr)、总胆固醇(TC)。

(4)心电检查(狗):Ⅱ导联ECG。

(5)尿液分析:酸碱度(pH)、尿比重(SG)、白细胞(WBC)、尿蛋白(PRO)、尿糖(GLU)、尿红细胞(RBC)等。

(6)系统尸检和病理组织学检查

①系统尸检:应全面细致,为组织学检查提供依据。

②脏器系数(实验动物某脏器的重量与其体重的比值):心、肝、脾、肺、肾、肾上腺、甲状腺、睾丸、子宫、脑、前列腺。

③组织学检查:对照组和高剂量组动物及尸检异常者要详细检查,其他剂量组在高剂量组有异常时才进行检查。内容包括:肾上腺、胰腺、胃、十二指肠、回肠、结肠、垂体、前列腺、脑、脊髓、心、脾、胸骨(骨和骨髓)、肾、肝脏、肺、淋巴结、膀胱、子宫、卵巢、甲状腺、胸腺、睾丸(连附睾)、视神经。

(7)根据受试物的类型、用途和作用特点,必要时增减相应指标。

5. 恢复性观察　最后一次给受试物后24h,每组活杀部分动物检测各项指标,留下部分动物继续观察2~4周,再活杀检查,了解毒性反应的可逆程度和可能出现的延迟性毒性反应。在此期间除不给受试物外,其他观察内容与给受试物期间相同。

6. 检测指标的时间

(1)大鼠:试验期在3个月以内时,一般在最后一次给药后24h和恢复期结束时进行。必要时,在试验中间检测指标一次。试验期超过3个月时,可在试验中间活杀少量动物(高剂量组和对照组)检测指标。

(2)狗:若试验期少于3个月,血液、生化、尿液、心电等可每1~2周测一次;若试验期超过3个月,可1~2个月测一次,对有异常的指标可酌情增加测定次数。病理学检查在给受试物结束和恢复期结束时进行。

(3)对濒死或中毒死亡的动物均应及时进行检查。

【结果整理】

1. 资料整理要求

(1)首页写明试验题目、课题负责人、指导者、病理学检查、血液生化指标测定、血液学指标测定及给药观察等负责者的姓名、职称、试验开始和结束日期、实验承担单位、研究室负责人、资料保存单位等。

(2)第二页书写目录。

(3)第三页书写试验摘要。

(4)用设计合理的统计图表清楚地显示给受试物前、给受试物期间及停给受试物后各种检测指标的测定值(平均数 ± 标准差),以便了解受试物的剂量与毒性的关系,有变化的指标应用恰当的统计方法进行处理。

(5)应客观地描述尸检及组织病理学检查结果,对各种异常现象可用半定量的方式表述,以便揭示其与剂量和时间的关系。

2. 所获得的实验结果应进行统计处理。

3. 根据实验目的,结合所观察到的毒性表现作出客观的评价。

实验四 药物刺激性试验
(Examination of drug stimulation)

【目的】观察药物对局部组织是否引起刺激,作为观察毒性和选择合理给药方法时的参考(一般供肌肉或皮下注射的新产品应进行比较实验)。

【原理】药物制剂经眼、耳、鼻、皮肤、静脉、动脉、肌肉等非口服途径给药,可对用药局部产生局部毒性。药物刺激性试验是临床前安全性评价的组成部分。

【材料】

1. 动物 健康家兔,体重 2kg 以上。

2. 药品 供试药物、0.3% 大蒜油注射液(garlic oil injection)、2% 碘酊(iodine)、75% 乙醇(alcohol)。

3. 器材 2ml 注射器 1 个(经过消毒)、剪刀 1 把、手术刀 1 把、镊子 1 个、棉签。

【方法】

(一)家兔股四头肌法

取家兔 1 只,在腿部两侧股四头肌部位皮肤,用 2% 碘酊消毒,再用 75% 乙醇脱碘,分别在股四头肌部位注射供试药物 2ml,另一侧注射生理盐水 2ml 作为对照。观察家兔在用药前后有无毛松、精神萎靡不振、厌食和行动困难等症状,动物在 48h 内应无死亡。给药后 48h 内由耳缘静脉注入空气处死动物,解剖臀部四头肌,观察注射部位肌肉有无严重炎症反应。即肌肉组织有无严重充血与出血,甚至发紫或变黑、光泽消失变粗糙、失去弹性变硬等现象。如注射部位有上述现象,即为阳性反应,药液不能供临床使用。如注射部位无上述现象,或只出现轻微充血,不出现红肿和变性、坏死等,即为阴性反应,可供临床使用。

判断标准：除上述简便判断外，还需参照表 17-4-1 的指标。局部刺激性合格要求应不得出现中度以上刺激反应，两腿反应总和不得超过"++++"。

表 17-4-1　局部刺激反应判断标准

反应级别	股四头肌变化情况	符号
阴性反应	无刺激性，肌肉组织无任何变化	–
可疑反应	轻微刺激，呈浅红色，范围在 0.5cm 以下	±
轻度反应	肌肉红肿充血，范围在 1~1.5cm 左右	+
中度反应	肌肉呈暗红色充血，范围达 1.5~2cm	++
严重反应	肌肉红肿呈紫红色、变性，出现坏死(0.5cm 以上)	+++
极严重反应	出现广泛性坏死(1cm 左右)	++++

注：本实验也可用小鼠股四头肌。给药量为 0.1ml，一侧注射药液，另一侧注射等量生理盐水作为对照。

(二) 家兔点眼法

取健康成年家兔 1 只，观察正常眼结膜的色泽和血管的分布情况，确定没有眼睛刺激症状、角膜缺陷和结膜损伤。将药液 2 滴(约 0.1ml)滴入(或者涂入)左眼结膜囊中，使上、下眼睑被动闭合 1s 左右，以防受试物丢失。另一侧不处理作为自身对照。观察给药后 30min、60min、90min、120min 时结膜有无红肿、充血、流泪等情况，能否恢复正常。以无上述反应为合格。对有刺激性药物，则应观察到作用完全消失，结膜完全恢复正常为止。

【结果整理】将结果填入表 17-4-2 中。眼损害的评分标准见表 17-4-3。

表 17-4-2　大蒜油注射液对家兔眼结膜的刺激

眼	药物	用药后结膜变化			
		30min	60min	90min	120min
左	0.3% 大蒜油注射液				
右	生理盐水				

表 17-4-3　眼损害的评分标准

眼损害	积分
角膜：有无混浊(以最致密部位为准)	
无溃疡形成或混浊	0
散在或弥散性混浊，虹膜清晰可见	1
半透明区易分辨，虹膜模糊不清	2
出现灰白色半透明区，虹膜细节不清，瞳孔大小勉强可见	3
角膜混浊，虹膜无法分辨	4

续表

眼损害	积分
虹膜：正常	0
皱褶明显加深，充血、肿胀、角膜周围有中度充血，瞳孔对光仍有反应	1
出血、肉眼可见破坏，对光无反应（或出现其中之一反应）	2
结膜：有无充血（指睑结膜、球结膜部位）	
血管正常	0
血管充血呈鲜红色	1
血管充血呈深红色、血管不易分辨	2
弥漫性充血呈紫红色	3
水肿：无	0
轻微水肿（包括瞬膜）	1
明显水肿，伴有部分眼睑外翻	2
水肿至眼睑近半闭合	3
水肿至眼睑大半闭合	4

实验五　药物的溶血试验
（Examination of drug hemolysis）

【目的】观察皂苷的溶血作用，认识溶血现象，并掌握溶血性试验常规体外试管法（肉眼观察法）的基本试验方法。

【原理】溶血是指红细胞破裂、溶解的一种现象。药物制剂引起的溶血反应包括免疫性溶血与非免疫性溶血。免疫性溶血是药物通过免疫反应产生抗体而引起的溶血，为Ⅱ型和Ⅲ型变态反应；非免疫性溶血包括药物为诱发因素导致的氧化性溶血和药物制剂引起的血液稳定性改变而出现的溶血和红细胞凝聚等。有些药物由于含有溶血性成分或物理、化学、生物等方面的原因，在直接注射入血管后可产生溶血现象；有些药物注入血管后可产生血细胞凝聚，引起血液循环功能的障碍等。有些中草药含有皂苷等成分，具有溶血作用。凡是可能引起免疫性溶血或非免疫性溶血的药物制剂，均应进行溶血性试验。

【材料】

1. 动物　家兔。

2. 药品　5% 远志水煎剂（*Radix Polygalae* mixture solution）、2% 红细胞混悬液（red cell solution）、生理盐水（normal saline）。

3. 器材　清洁干燥试管、试管架、1ml 和 5ml 吸管、离心机、手术器械 1 套。

【方法】

1. 2% 红细胞混悬液的制备：取家兔 1 只，自颈动脉取血 10~20ml，用玻璃棒搅动血液，除去纤维蛋白原使其成为脱纤血液；加入 100ml 生理盐水，轻轻摇匀，3 000r/min 离心

10min,除去上清液,沉淀的红细胞重复 2~3 次,至上清液不再显红色;将所得红细胞用生理盐水配成 2% 的混悬液(红细胞 2ml,加生理盐水至 100ml),供试验用。

2. 取中试管 7 个,编号排列于试管架上。然后按表 17-5-1 中所示的顺序,依次加入各药和 2% 红细胞混悬液,摇匀后置于 37℃的温箱中或 25~27℃的室温中,观察 0.5h、1h、2h、3h 内各试管的溶血情况。

表 17-5-1　溶血试验加药顺序

试管编号	1	2	3	4	5	6	7
2% 红细胞混悬液 /ml	2.5	2.5	2.5	2.5	2.5	2.5	2.5
生理盐水 /ml	2.0	2.1	2.2	2.3	2.4	2.5	
蒸馏水 /ml							2.5
受试药物 /ml	0.5	0.4	0.3	0.2	0.1		

3. 溶血试验结果判断标准见表 17-5-2。

表 17-5-2　溶血试验结果判断标准

全溶血	溶液澄明,红色,管底无红细胞残留
部分溶血	溶液澄明,红色或棕色,底部少量红细胞残留;镜检红细胞稀少或变形
不溶血	红细胞全部下沉,上清液无色澄明;镜检红细胞不凝集
RBC 凝聚	溶液中有棕红色或红棕色絮状沉淀,振摇后不分散

当阴性对照管无溶血和凝集发生,阳性对照管有溶血发生时,若受试物第 3 管中的溶液在 3h 内不发生溶血和凝聚,则受试物可以注射使用;若受试物第 3 管中的溶液在 3h 内发生溶血和 / 或凝集,则受试物不宜注射使用。

【结果整理】将结果填入表 17-5-3 中。

表 17-5-3　远志水煎剂对家兔的溶血作用

试管号		1	2	3	4	5	6	7
远志水煎剂 /ml		0.1	0.2	0.3	0.4	0.5	–	–
生理盐水 /ml		2.4	2.3	2.2	2.1	2.0	2.5	–
蒸馏水 /ml		–	–	–	–	–	–	2.5
2% 红细胞混悬液 /ml		2.5	2.5	2.5	2.5	2.5	2.5	2.5
结果	0.5h						–	+
	1h						–	+
	2h						–	+
	3h						–	+

注:溶血用 "+" 表示,不溶血用 "–" 表示,第 6 管为阴性对照管,第 7 管为阳性对照管。

实验六　药物的过敏试验
（Hypersensitive test of drug）

【目的】了解动物过敏试验的方法。

【原理】过敏反应是免疫反应的一种特殊表现,当药物作为抗原或半抗原(半抗原在体内与蛋白质结合形成抗原)初次进入体内,刺激机体产生相应的抗体。当同样的药物再次进入机体内,抗原与抗体形成抗原-抗体复合物,肥大细胞释放组胺等物质,从而引起喷嚏、局部水肿、抓鼻、竖毛、呼吸困难、痉挛、死亡等。

【材料】

1. 动物　豚鼠,体重 250~350g。

2. 药品　供试药物。

3. 器材　天平、2ml 注射器、75% 酒精棉球。

【方法】取体重 250~350g 的豚鼠 3 只,每鼠隔日肌内注射或腹腔注射供试药液 0.5ml,共 3 次,于第一次注射后 14d,由耳静脉注射供试药液 1ml。观察注射后有无喷嚏、呼吸困难、抽搐痉挛、休克死亡等过敏反应。如有过敏反应,则多在静脉注射后几分钟内出现。如结果为阴性时,隔 7d 后再由静脉注射原药液,观察有无过敏反应。

【结果整理】将结果填入表 17-6-1 中。

表 17-6-1　药物引起豚鼠过敏的实验结果

动物	体重 /g	致敏日期			实验日期	反应
		1	2	3		
1						
2						
3						
结论						

（林丽文,薛建军）

第十八章 综合性实验

实验一 强心药物对动物衰竭心脏的作用
(Effect of cardiotonic drugs on heart failure)

【目的】

1. 学习用戊巴比妥钠复制实验动物急性心功能衰竭模型,观察心力衰竭时心脏功能的变化。

2. 观察强心药物对动物衰竭心脏的强心作用及过量时对心脏的毒性,并通过抗心律失常药物的使用,理解药物对强心苷中毒的治疗效果。

【原理】心力衰竭是心功能不全的一种临床综合征,心肌细胞 Ca^{2+} 转运失常是心力衰竭发生的基本原因之一。戊巴比妥钠通过抑制心肌细胞肌浆网对 Ca^{2+} 的摄取,并增加肌浆网的磷酸酯与 Ca^{2+} 的结合,由此降低 Ca^{2+} 的储存和减少可利用的 Ca^{2+} 量而抑制细胞膜除极,从而产生负性肌力作用,导致心力衰竭。强心苷抑制心肌细胞膜 Na^+-K^+-ATP 酶,使细胞内 Ca^{2+} 浓度提高,发挥正性肌力作用而有效治疗心力衰竭。强心苷的安全范围较小,易发生中毒,引起各种心律失常。根据心律失常的类型不同,选用不同的抗心律失常药治疗。

【材料】

1. 动物 家兔,体重 2~3kg。

2. 药品 3% 戊巴比妥钠溶液(sodium pentobarbital solution)、20% 乌拉坦溶液(urethane solution)、0.02% 毛花苷 C 注射液(西地兰)(deslanoside injection)、0.3% 肝素溶液(heparin solution)、25% 尼可刹米(nikethamide)、0.5% 盐酸利多卡因(lidocaine hydrochloride)、苯妥英钠(phenytoin sodium)。

3. 器材 BL-420F 生物机能实验系统、手术台、手术器械、动脉插管、静脉插管、中心静脉压测压装置、气管插管、人工呼吸机、自动恒速推注机、输液装置、注射器等。

【方法】

1. 取 2~3kg 健康家兔 1 只,称重,耳缘静脉注射 20% 乌拉坦 5ml/kg,麻醉后仰卧位固定于手术台上。

2. 启动电脑,确认 USB 接口已经连通,打开 BL-420F 生物机能实验系统软件。在"输入信号"下拉菜单中选择"1 通道"的"心电","2 通道"的"左室内压",3 通道的"中心静脉压","4 通道"的"张力或呼吸"。在"1 通道"连接心电导联线,记录Ⅱ导联心电图,"2 通道""3 通道"连接压力传感器以记录左室内压和中心静脉压,"4 通道"连接"张力换能器"以记录呼吸。

3. 手术:剪去颈部被毛。在颈部正中做长 5~7cm 的切口,分离出气管,做一"倒 T"形切口,插入气管插管,用粗线结扎固定,以保持呼吸道通畅,记录呼吸曲线。分离出左侧颈外静脉,穿两根丝线备用,先以动脉夹夹闭近心端,再结扎远心端,在靠近扎线处,用眼科剪刀剪一"V"形口,将预先充满 0.3% 肝素生理盐水的静脉导管朝向心方向插入,插入深度约 4cm(进胸腔即可),用线结扎固定,记录中心静脉压;于气管右侧分离出颈总动脉,插入预先充满 0.3% 肝素生理盐水的动脉插管,约 7cm,以血压图形变为室内压图形为依据,终止插管,记录左室内压。在四肢近心端内侧皮内插入电极针,以观察记录心电图变化,电极顺序为:右上肢红色,左上肢黄色,左下肢绿色,右下肢黑色。耳缘静脉留置套管针。观察记录呼吸、心率、左室收缩压(LVSP)、左室舒张压(LVDP)、左室舒张末期压(LVEDP)、左室内压最大上升/下降速率(LV ± dp/dt$_{max}$)、中心静脉压(CVP)及心电图(Ⅱ导联)的正常数据。

4. 3% 戊巴比妥钠溶液 2ml 与 25% 尼可刹米 1 支混匀,耳缘静脉缓慢注入(以 0.5ml/min 的速度为宜),同时密切观察血压、呼吸等的变化。以 LVSP 下降 30%~40% 为急性心力衰竭指标,停止推注戊巴比妥钠。稳定 10min,再次记录上述各项指标。

5. 从耳缘静脉缓慢注入 0.02% 毛花苷 C 注射液(以 0.3ml/min 的速度为宜)。观察 LVSP 回升,同时监测心电图,出现心律失常时为中毒指标。

6. 出现心动过缓时,从耳缘静脉缓慢注入 0.1% 阿托品 1ml/kg。记录用药后心电图变化。出现心动过速时,从耳缘静脉缓慢注入 0.5% 盐酸利多卡因 1ml/kg 或苯妥英钠,记录用药后心电图变化。

【结果整理】

将实验数据经计算处理后填入表 18-1-1,并分别做 LV ± dp/dt$_{max}$、LVSP、LVDP、LVEDP、CVP 随毛花苷 C 剂量而变化的线形图;从图中找出药物对家兔的治疗量(1/2 最大有效量)、最大有效量、最小中毒量和最小致死量。

表 18-1-1 药物对家兔心脏的作用

	LVSP/ mmHg	LVDP/ mmHg	LVEDP/ mmHg	CVP/ cmH$_2$O	呼吸 频率	心率 / (次·min^{-1})	LV ± dp/dt$_{max}$	
							上升	下降
给药前								
戊巴比妥钠								
毛花苷 C								
利多卡因								

【注意事项】

1. 室温以 25℃为宜,室温过高或过低均影响实验结果。

2. 插入心导管前应首先在体表粗略测量一下需要的心导管长度,插入心导管时动作应轻柔,边插入边注意观察血压变化,避免将心脏刺穿或导管紧贴心脏内壁。

3. 游离颈总动脉时,应把迷走神经分离干净,以免影响实验结果。

实验二 呋塞米对家兔急性肾功能不全的治疗作用
(Therapeutic effect of furosemide on acute renal insufficiency in rabbits)

【目的】

1. 学习复制家兔汞中毒性肾功能不全模型。

2. 观察汞中毒家兔的一般状态、尿的变化,测定尿蛋白浊度、尿肌酐 / 血肌酐比值、内生肌酐清除率。

3. 观察呋塞米对肾功能不全家兔的治疗作用。

【原理】采用重金属类肾毒物 $HgCl_2$ 复制家兔肾功能不全模型。$HgCl_2$ 最易损伤近曲小管、髓袢升支粗段,使 NaCl 的重吸收减少,刺激致密斑肾素分泌增加,入球小动脉收缩,肾小球毛细血管血压下降,肾小球滤过率下降,肾缺血导致少尿。上皮细胞坏死时,管型、细胞碎片或细胞肿胀等阻塞肾小管,直接引起少尿、管型尿、蛋白尿。另一方面,近端肾小管阻塞,肾小囊内压升高,有效滤过压下降,肾小球滤过率降低,尿量减少。从而引起急性肾功能不全。肾功能不全是由肾小球滤过率下降、肾小管坏死引起,内生肌酐不能从尿中排出,使血肌酐浓度急剧升高。本实验要测定的有尿蛋白浊度、尿肌酐 / 血肌酐比值、内生肌酐清除率。

呋塞米抑制 Na^+-K^+-$2Cl^-$ 共同转运载体蛋白,使 NaCl 重吸收受抑制,髓质的高渗梯度被破坏,降低了肾脏的稀释与浓缩功能,使尿量增加。尿量增加有助于清除阻塞肾小管的色素、蛋白管型及细胞碎片。呋塞米也为血管扩张剂,有助于解除微动脉的持续收缩,缓解肾缺血及降低肾素分泌。

【材料】

1. 动物 家兔(雄性)。

2. 药品 1%$HgCl_2$ 溶液、10mg/ml 呋塞米溶液、生理盐水、肌酐标准应用液(0.02mg/L)、0.1mol/L 碳酸缓冲液(pH 10.6)、0.4mol/L NaOH、0.1mol/L NaOH、测定苦味酸、空白苦味酸。

测定用缓冲液:取碳酸缓冲液 700ml 加入 0.4mol/L NaOH 300ml。

空白用缓冲液:取碳酸缓冲液 700ml 加入 0.1mol/L NaOH 300ml。

苦味酸(12g/L):取苦味酸 20g 加蒸馏水 1 000ml,煮沸冷却,待结晶析出后,倾出上清液进行滴定。滴定时取苦味酸上清液 5ml,加入 1% 酚酞 1 滴,用 1mol/L 氢氧化钠溶液进行滴定,到呈橘红色为止(每毫升 1mol/L 氢氧化钠相当于 0.229 2g 苦味酸),计算后其浓度常超过 12g/L,最后用蒸馏水稀释至 12g/L。

肌酐标准储存液(1g/L):精确称取肌酐 100mg,加 0.1mol/L 盐酸溶解,并加蒸馏水至 100ml。

肌酐标准应用液(0.02g/L):取肌酐标准储存液 2ml 加 0.1mol/L 盐酸至 100ml。

测定苦味酸:取测定用缓冲液加等量的 12g/L 苦味酸液。

空白苦味酸:取空白用缓冲液加等量的 12g/L 苦味酸液。

3. 器材 兔实验台、磅秤、开口器、导尿管、注射器、量筒、烧杯、滴定管、手术器械一套、分光光度计。

【方法】

1. 复制模型　取家兔 3 只，随即分为甲、乙、丙。称重，实验前一天，甲、乙皮下注射 1%HgCl₂溶液（按 0.5~1.0ml/kg，一次注射），造成急性肾功能不全；丙在相同的部位注射等量生理盐水作为对照。实验前均少喂蔬菜。

2. 灌水　于给药前 40min，按 30ml/kg 分别给家兔灌水。

3. 麻醉　20% 乌拉坦 5ml/kg 腹腔注射麻醉，固定。

4. 插膀胱套管　下腹部剃毛，在耻骨联合上缘沿正中线做长约 5cm 的皮肤切口，再沿腹白线剪开腹壁及腹膜，暴露膀胱。在其腹侧面避开血管做一长 1cm 的切口，插入已充满液体的膀胱套管（应对准输尿管口）。然后结扎固定，松开夹在套管橡皮管上的血管钳，尿液即经橡皮管滴出。将膀胱回纳腹腔（切勿扭曲），用盐水纱布覆盖切口。记录给药前 30min 内的总尿量。

5. 动脉取血　颈部剪毛，作颈总动脉分离、插管以备取血。给药前取动脉血 6ml。

6. 给药　甲兔静脉注射 10mg/ml 呋塞米溶液 0.5ml/kg（5mg/kg）；乙兔、丙兔注射生理盐水 0.5ml/kg，给药后每 5min 记录一次尿液量，连续 6 次。合并各次尿液，记录药后 30min 总尿量。并于药后 30min 取动脉血 6ml。

7. 蛋白定性测定　取尿液 3ml 分别放入试管中，以试管夹夹住试管，酒精灯上加热至沸腾（切勿使尿液溢出）。若有混浊，加入 5% 醋酸 3~5 滴，再煮沸。若尿液变清，是尿酸盐所致；若变浊，则表示尿中含有蛋白。依浊度不同判断尿蛋白含量，标准如表 18-2-1。

表 18-2-1　蛋白浊度判断标准

	清晰	轻度混浊	稀薄乳样混浊	乳浊或少量碎片	絮状混浊
程度	−	+	++	+++	++++
含蛋白量（g%）	<0.01	0.01~0.05	0.05~0.2	0.2~0.5	>0.5

8. 血、尿肌酐测定方法和内生肌酐清除率的计算　取动脉血 2ml，置于肝素抗凝离心管内，以 2 000r/min 离心 15min。动物输尿管插管后，收集 1h 的尿样本，用蒸馏水以 1：100 稀释备用。按表 18-2-2 操作步骤依次加样。

表 18-2-2　血浆和尿液肌酐含量测定操作步骤（单位：ml）

项目	标准管（S）	标准空白管（So）	测定管（R）	测定空白管（Ro）
肌酐标准液	0.25	0.25		
血浆或尿液			0.25	0.25
测定苦味酸	5.00		5.00	
空白苦味酸		5.00		5.00

加样完毕后混匀，37℃水浴 20min，将各试管放入到自来水冷水盆中转动 1min，使其冷却。在 520nm 波长比色，各以其相应的空白管调零，读 OD 值。R：测定管 OD 值；S：标准管 OD 值。

血肌酐含量〔Cr〕$_p$ 计算:〔Cr〕$_p$(mg/dl)=2×(R−0.1)/(S−0.1)−0.23

尿肌酐含量〔Cr〕$_U$ 计算:〔Cr〕$_U$(mg/dl)=〔2×(R−0.1)/(S−0.1)−0.23〕×100

根据公式 Ccr=〔Cr〕$_U$×尿量(ml/min)/〔Cr〕$_p$,计算内生肌酐清除率。

清除率(clearance,C)是指两肾在单位时间内能将多少毫升血浆中的某物质完全清除,这个被完全清除的某物质的血浆毫升数,称为该物质的清除率。测定清除率不但可以了解肾的功能,还可以测定肾小球滤过率、肾血流量和推测肾小管转运功能。

计算清除率时需要测定三个数值:尿中某物质的浓度(U mg/100ml),每分钟尿量(V ml/min)和血浆中某物质的浓度(P mg/100ml)。所以,U×V=P×C,亦即 C=U×V/P。如果某物质可以自由滤过,既不被重吸收,也不被分泌,则清除率和滤过率(filtration,F)相等,即 C=F=U×V/P;而肌酐就与这类物质接近,因此,实际工作中我们常用内生肌酐清除率来反映肾小球及肾的功能状态。

【结果整理】根据实验结果,分析汞引起急性肾功能衰竭的机制及呋塞米治疗急性肾功能衰竭的机制。

【注意事项】

1. 血清、标准液等试剂应准确。

2. 操作完毕后立即比浊,否则,久置颗粒变粗影响结果。

实验三 不同因素对兔离体肠平滑肌活动的影响
(Effects of different factors on the activity of isolated intestinal smooth muscle in rabbits)

【目的】学习哺乳类动物离体器官灌流的方法,观察哺乳动物消化道平滑肌的一般生理特性,观察传出神经系统药物对离体小肠的作用。

【原理】哺乳动物小肠平滑肌具有兴奋性、传导性、收缩性和自律性,在离体条件下完全排除了神经和激素的影响,仍能自动产生节律性兴奋,并引起节律性收缩。此外,小肠平滑肌还具有伸展性以及对化学、温度及机械牵张刺激敏感等特性,pH 变化、温度变化均可使小肠平滑肌活动发生改变,作用于传出神经系统的药物可显著影响肠平滑肌的活动。

【材料】

1. 动物 家兔。

2. 药品与试剂 台氏液、0.01% 肾上腺素溶液、0.001% 乙酰胆碱溶液、0.1% 硫酸阿托品溶液、10% 氯化钡溶液、1mol/L HCl 溶液、1mol/L NaOH 溶液。

3. 器材 BL-420F 生物机能实验系统、恒温浴槽(或麦氏浴槽)、张力换能器、铁支架、气泵(或充气球胆)、"L"形通气管、温度计、烧杯、大试管、双凹夹、棉线、注射器、常规手术器械。

【方法】

1. 准备麦氏浴槽 麦氏浴槽内装灌流肠管的台氏液,浸于盛一定量的 38℃温水的水浴箱内,将充满氧气的球胆经橡皮管与麦氏浴槽内的 "L" 形通气管相连。调节与气泵或球胆相连的橡皮管上的螺丝夹,控制通气量,使气泡一个接一个地通至浴槽,起供氧及搅拌溶液的作用。

2. 制备标本　取家兔 1 只,用木槌猛击兔头枕部,使其昏迷。迅速剖开腹腔,在胃幽门及十二指肠交界处及距此 20~30cm 处的肠管上各做一结扎。先沿肠缘剪去相连的肠系膜。然后在两结扎点的内侧缘截取肠段置于台氏液中轻轻漂洗,除去肠内容物。再将肠段分成 2~3cm 长的小段,在小段肠的两端各扎一线,一线系于"L"形弯钩上,另一线系于张力换能器,通入空气供氧。连线必须垂直,且不得与浴槽的管壁、通气管接触,以避免摩擦而增加阻力或影响平滑肌运动。

3. 仪器调试　张力换能器连于 BL-420F 生物机能实验系统。打开计算机,进入 BL-420F 生物机能实验系统操作界面,打开菜单条实验项目→消化实验→消化道平滑肌的生理特性。

4. 观察项目

(1)记录离体小肠平滑肌自动节律性收缩曲线,观察小肠平滑肌收缩的节律、波形和幅度。收缩曲线的基线反映了小肠平滑肌的紧张性。基线上升表示紧张性升高;基线下降则表示紧张性降低。

(2)用 25℃的台氏液更换浴槽内 38℃的台氏液,观察肠收缩曲线的改变,然后再将台氏液加温至 38℃,待肠肌收缩稳定后,描记正常曲线。

(3)用 38℃无 Ca^{2+} 台氏液冲洗肠段至少 3 次,换上新鲜 38℃的无 Ca^{2+} 台氏液观察小肠自发性收缩变化。

(4)加入 0.001% 乙酰胆碱 0.2ml,观察肠段运动的变化;如无反应,1min 后用正常含 Ca^{2+} 台氏液冲洗 3 次,观察自发性收缩是否恢复。

(5)加入 1mol/L HCl 1~2 滴,观察肠段反应。冲洗肠段,使其恢复正常。

(6)加入 1mol/L NaOH 1~2 滴,观察肠段反应。冲洗肠段,使其恢复正常。

(7)加入 0.001% 乙酰胆碱 0.2ml,观察肠段运动的变化;不冲洗,向浴槽加入 0.1% 硫酸阿托品溶液 0.2ml,观察肠收缩曲线的改变,待收缩曲线发生明显改变时,再加入 0.001% 乙酰胆碱 0.2ml,观察收缩曲线有无显著改变。更换台氏液冲洗 2~3 次。

(8)加入 0.01% 肾上腺素 1~2 滴,观察肠段运动的变化,效果明显后,更换新的台氏液,冲洗 2~3 次。

(9)加入 10% 氯化钡溶液 0.2ml,待肠平滑肌收缩显著增强时,加入 0.1% 硫酸阿托品溶液 0.2ml,观察肠收缩曲线的变化。

【结果整理】将描记的曲线图剪辑,打印并剪贴,标明题目、时间、地点、室温、实验者及主要条件(如肠段长度、走纸速度、加药标记等)。

【注意事项】

1. 实验过程中,台氏液应保持 38℃,液面应保持恒定。

2. 通气管的气泡逸出速度不可太快,以单个气泡陆续出现为宜。否则会影响肠段运动的曲线记录。

3. 肠管与换能器连接线不宜太紧,亦不能与浴管壁接触。

4. 每项实验效果明显后,立即更换新鲜台氏液,一般应冲洗 2~3 次,待肠段恢复正常活动后再进行下一项目。

5. 向浴管内加药时,不要触碰连接线,也不要把药滴到管壁上。

6. 实验结束后,先确认 USB 接口已经关闭,再关闭 BL-420F 生物机能实验系统软件,最后关闭电脑。

实验四 肝药酶诱导剂、抑制剂及肝损坏对小鼠肝脏细胞色素 P_{450} 的影响

(Effects of enzyme inducers, inhibitors and liver damage on cytochrome P_{450} in mice liver)

【目的】掌握肝匀浆中细胞色素 P_{450} 含量的简易测定方法；熟悉肝药酶诱导剂、抑制剂的作用及机制。

【原理】苯巴比妥能使肝药酶合成增加、活性增强，是肝药酶诱导剂。氯霉素则使肝药酶数量减少、活性降低，是肝药酶抑制剂。细胞色素 P_{450} (cytochrome P_{450}，CYP_{450}) 是肝药酶中的多功能氧化还原酶系统，在药物代谢中起重要作用。CYP_{450} 还原型与 CO 结合后，在波长 450nm 处出现吸收峰，因此，可以应用示差光谱法测定其含量。肝匀浆样品中通以 CO 后，加还原剂连二亚硫酸钠（$Na_2S_2O_4$），然后在 450nm 和 490nm 处测定吸光度，其差值代入公式，即可计算出细胞色素 P_{450} 的含量。

【材料】

1. 动物 小鼠。

2. 药品 0.75% 苯巴比妥钠 (phenobarbital sodium)、0.8% 氯霉素 (chloramphenicol)、5% 四氯化碳 (carbon tetrachloride)、0.25mol/L 蔗糖溶液 (sucrose solution)、三羟甲基氨基甲烷 / 盐酸缓冲液 (trimethylol aminomethane/hydrochloric acid buffer solution)、连二亚硫酸钠 (sodium hydrosulfite)、花生油或玉米油 (peanut oil/corn oil)、生理盐水 (normal saline)。

3. 器材 组织匀浆器、漏斗、10ml 试管、滤纸、移液管、冰盒、电子天平、紫外 - 可见分光光度计。

【方法】

1. 取体重相近的小鼠 4 只，称重，编号。实验前 24h，1、2 号小鼠分别腹腔注射 0.75% 苯巴比妥钠、5% 四氯化碳（CCl_4），剂量均为 0.1ml/10g，3 号小鼠腹腔注射等容量生理盐水。实验前 1h，4 号小鼠腹腔注射 0.8% 氯霉素溶液 0.1ml/10g。

2. 制备肝匀浆：实验当日将禁食 8h 的小鼠断头放血处死，剪下不少于 400mg 的肝脏，用 4℃生理盐水冲洗，以滤纸吸干，电子天平称重。将肝组织置于匀浆器中，加入冰块预冷后的 0.25mol/L 蔗糖，0.5ml/100mg 肝组织；冰浴下研磨，直至组织变为淡粉色匀浆。取匀浆液 1ml，加入冰块预冷后的 0.05mol/L Tris-HCl 缓冲液 9ml，充分混匀；冰浴下通 CO，1~2 气泡 /s，通气 2min。

3. CYP_{450} 含量测定：通气完毕的溶液，倾入 2 个比色杯中，一个作为参照杯，另一个作为样品杯。向样品杯中加入连二亚硫酸钠 5mg，充分混匀。参照杯调零后，在 450nm 和 490nm 处测定样品杯的吸光度。

【结果整理】按下式计算 CYP_{450} 的含量：

$$CYP_{450}(\text{nmol/g 肝脏}) = [(A_{450}-A_{490})/E \times L] \times 50\ 000$$

$A = E \times C \times L$。

$E = CYP_{450}$ 从 490nm 到 450nm 波长示差光谱消光系数，本实验中 $E = 104$L/(cm·mmol)。

L：比色杯厚度（光路长度），1cm。

C:CYP_{450}浓度。

A：吸光度。

(1)根据所测得的 OD 值计算 CYP_{450} 的含量。将结果填入表18-4-1,并计算均值。

(2)计算 CYP_{450} 升高百分率:(苯巴比妥钠 – 生理盐水)/ 生理盐水;或降低百分率:(生理盐水 – 氯霉素)/ 生理盐水。

表 18-4-1　细胞色素 P_{450} 含量

	A_{450}	A_{490}	CYP_{450}	$\bar{x}\pm S$
四氯化碳				
氯霉素				
生理盐水				
苯巴比妥钠				

【注意事项】

1. 放血要干净,因 CYP_{450} 为血红素蛋白,血红素会影响 P_{450} 测定结果。

2. 剪取肝组织时不要破坏胆囊。

3. 为保护酶活性,操作要快,注意冰浴。

4. 通 CO 的速度不能过快或过慢。

5. 肝组织要匀浆至由血红色变成粉白色为止。

6. 在分光光度计比色时,先测氯霉素,再测生理盐水,最后测苯巴比妥钠。

(王国芳,李建美,朱凡河)

第十九章 设计性实验

设计性实验(designing experiment),是指采用科学的逻辑思维配合实验学方法与技术,对拟定研究的目标(或问题)进行的一种有明确目的的探索性研究。是在借助前人工作经验的基础上,通过对研究对象的积极思考与归纳,对未知因素进行大胆设计、探索、研究的一种科学实验。开设设计性实验,通过自主和创造性设计一个或几个小型实验研究项目,在一定的实验条件和范围内,完成选题、实验设计、实验操作、结果分析和论文撰写等过程,使学生初步掌握医学科学研究的基本程序和方法,培养学生的科学思维和创新能力,提高团队协作精神。

第一节 设计性实验的基本要求和步骤

一、设计性实验的基本要求

学生以实验小组为单位,独立进行实验设计,经过小组讨论和指导教师审查,确定实验方案。实验设计的具体要求如下。

1. 明确实验目的和立题依据,课题应具有科学性、创造性、可行性等。

2. 查阅文献了解研究内容的国内外研究现状。

3. 选择合适的实验动物及模型。

4. 根据实验室条件合理选择可行的实验方法。

5. 实验设计应包括实验目的、方法、材料、观察指标、数据收集与分析、统计学处理、预期结果等。

二、实验设计的三大要素

1. 处理因素

(1)处理因素:实验中根据研究目的确定的由实验者人为施加给受试对象的因素称为处理因素,如药物、某种手术等。动物实验中所用的药物剂量,一般按 mg/kg 体重或 g/kg 体重计算,应用时需从已知药液的浓度换算出相当于每 kg 体重应注射的药液量(ml),以便给药。

一次实验涉及的因素不宜过多,否则会使分组增多,受试对象的例数增多,在实际工作

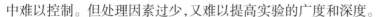

中难以控制。但处理因素过少,又难以提高实验的广度和深度。

(2)明确非处理因素:非处理因素虽然不是我们的研究因素,但其中有些因素可能会影响实验结果,产生混杂效应,所以这些非处理因素又称混杂因素。设计时明确了这些非处理因素,才能设法消除它们的干扰作用。

(3)处理因素的标准化:处理因素在整个实验过程中应做到标准化,即保持不变,否则会影响实验结果的评价。如实验设计中处理因素是药物时,则药物的剂型、给药途径、质量(成分、出厂批号等)必须保持不变。此外可从动物方面、测定仪器方面减少不确定因素。

2. 实验对象　实验对象的选择十分重要,对实验结果有着极为重要的影响。药理学实验主要实验对象包括整体动物(正常动物、麻醉动物和病理模型)、离体器官、组织及细胞等。按照不同的实验内容选择合适的实验对象。

3. 实验效应　实验效应是指受试对象在处理因素作用后呈现的反应或受到的影响,其具体表现形式是指标。这些指标包括计数指标(或定性指标)和计量指标(或定量指标)等。指标的选定需符合特异性、客观性、重复性、灵敏性、精确性、可行性等原则。

三、药理学实验设计的基本原则

为了提高研究效率,控制误差和偏倚,药理学实验设计同其他科学研究一样必须遵循三大基本原则,即对照、随机和重复原则。

1. 对照原则　在药理学实验中,影响实验结果的因素很多,有些因素可以控制,有些则难以控制。为了减少多因素的影响,实验中应同时设立对照组,用对照组和实验组之间的比较来消除各种无关因素的影响,使实验结果误差尽可能缩小,达到正确评价药物效果的目的。对照应符合齐同可比的原则,除处理因素不同外,其他非处理因素尽量保持相同,从而使实验误差尽可能缩小。如实验动物要求种属、性别、年龄相同,体重相近;实验的季节、时间和实验室的温度、湿度也要一致;操作的手法前后要相同;等等。

根据实验研究的目的和要求不同,可选用不同的对照形式,常用的对照形式有空白对照(正常对照)、实验对照(阴性对照)、标准对照(阳性对照)、自身对照、相互对照(组间对照)等。

2. 随机原则　药理学实验的对象是生物体,存在个体间差异,采用随机原则,可把实验对象在机会均等的条件下分配到各实验组,从而有效消除分组时主观因素或其他客观因素的干扰,减少误差。实验中凡可能影响结果的一切非研究因素都应随机化处理,使各组样本的条件尽量一致,从而使处理因素产生的效应更加客观,实验结果更为可靠。包括有完全随机化法和均衡随机法。

3. 重复原则　由于生物个体差异和实验误差,仅根据一次实验或一个样本得到的结果下结论,可能把个别现象误认为普遍现象,把偶然或巧合事件当作必然规律,其结论的可靠性差,是不科学的。重复原则是指实验中受试对象的例数或实验次数要达到一定的数量,把实验结果复制和重现出来,目的就是排除实验结果的偶然性,肯定其客观规律性。一般情况下,小动物每组 10~30 例,计量资料组间对比时,每组应不少于 10 例,计数资料则每组不少于 30 例,中等动物每组 8~12 例,大动物每组 5~15 例。样本过多,不仅增加工作难度,而且造成不必要的人力、财力和物力的浪费。所以,要对样本大小作出科学的估计,以满足统计处理的要求。

四、题目选择

实验中题目的选择是至关重要的,决定该项研究的工作价值和实验的成功率。一般实验题目的选择从以下几个方面着手。

1. 新颖性　根据药理学所学知识,结合检索国内外有关的文献和科研新资料,在教研室能提供的条件下,尽可能保证所选择题目的新颖性。

2. 目的性　此项实验研究要解决什么问题,达到什么目的,这是在选题之前要思考的。一般研究的目的主要是阐明生命的现象、病理变化、发病机制、药物防治作用和作用机制等,具有理论性和实用性。

3. 科学性和可行性　实验设想要有科学依据,而不是凭空想象。要有科学的构思、充分的论证和严密的设计,并在实践中进行证明。同时,在选择和设计实验题目的过程中,还要考虑到实验的可行性,即进行实验研究所必需的实验条件,这是实验得以进行的必要前提。

五、设计性实验的步骤

1. 选题立题　根据已学的基础知识或近期将要学习的知识提出自己感兴趣的实验研究项目,查阅相关的文献资料,了解国内外研究现状。经过小组集体讨论,确立一个既有科学性又有一定创新的题目。实验方案不可过大或脱离现实条件,应强调其可操作性。初步选题后,由指导教师根据设计方案的目的性、科学性、创新性和可行性进行初审,然后与同学一起对实验方案进行论证。

2. 方案设计的内容与格式　每实验小组写一份设计性实验申请书,认真按照规定的格式写出实验的设计方案。设计性实验方案的内容应详细并具可操作性,具体内容和格式要求如下:①在实验设计方案首页标明学生专业、年级、班、组、姓名、学号,以便于归档保存和查阅;②立题依据(研究的目的、意义,以及要解决的问题和国内外研究现状);③实验动物品种、性别、规格和数量;④实验器材与药品(器材名称、型号、规格和数量;药品或试剂的名称、规格、剂型和使用量),包括特殊仪器与药品需要;⑤实验方法与操作步骤,包括实验的技术路线、实验的进程安排、每个研究项目的具体操作过程,以及设立的观察指标和指标的检测手段;⑥可能遇到的问题及解决措施;⑦注明参考文献;⑧指导教师修改、完善实验方案。

3. 实验准备　同学应根据实验的设计方案按照具体的实验室条件列出实验所需的动物、器械、药品的预算清单,在实验前3周提交指导教师。

4. 预实验　按照实验设计方案和操作步骤认真进行预实验。在预实验过程中,学生要做好各项实验的原始记录。实验结束后,应及时整理实验结果,发现和分析预实验中存在的问题和需要改进、调整的内容,并向指导教师进行汇报。得到教师的同意之后,在正式实验时加以更正。

5. 正式实验　按照修改后的实验设计方案和操作步骤认真进行正式实验。做好各项实验的原始记录。实验结束后,及时整理实验数据。

6. 实验结果的记录、归纳与分析　各实验小组在实验过程中认真记录实验结果,实验结束后进行实验数据的归纳和处理。

7. 撰写论文和制作课件　在认真完成实验数据的整理分析后,每个学生均要按照格式

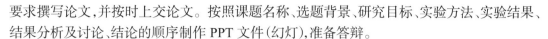

要求撰写论文,并按时上交论文。按照课题名称、选题背景、研究目标、实验方法、实验结果、结果分析及讨论、结论的顺序制作 PPT 文件(幻灯),准备答辩。

8. 论文答辩　论文答辩以小组为单位,每位小组成员均须参加答辩,其中确定一位作为主答辩人,负责论文的汇报。

9. 评分依据　根据每组设计性实验的科学性、先进性、创新性,以及实验完成的情况和论文质量进行评分;对每个同学在整个设计性实验过程中的具体表现,如方案设计的参与程度、实验动手能力、论文的质量、回答问题的能力进行评分。

第二节　设计性实验的设计格式和范例

一、设计性实验的设计格式

1. 研究题目

2. 项目组成员　包括专业、年级、班、姓名、学号。

3. 立题依据　包括研究目的意义、国内外研究现状、本项目的创新之处及主要参考文献。

4. 实验设计方案　包括研究方法、实验步骤、观察指标及检测手段、统计学处理等。

5. 实验材料　实验动物(包括动物性别、规格、数量),实验器材与药品。

6. 可行性分析　包括研究基础、实验室条件、可能遇到的问题及解决措施。

7. 进度安排

8. 预期实验结果

二、设计性实验的设计范例

(一)研究题目

如:A 药对家兔动脉血压的影响。

(二)项目组成员

包括专业、年级、班、姓名、学号。

(三)立题依据

包括研究的目的意义、国内外研究现状、本项目的创新之处及主要参考文献。

如:有较多患者反映在使用 A 药期间伴有血压升高现象,已有资料证实该药无直接影响心脏泵血功能的作用,且未见有升血压的报道,故其升压假设可能与血管收缩或血容量增多有关。本实验拟初步验证 A 药的升压效应,并选用部分受体阻滞剂以探索其升压机制。

(四)实验设计方案

包括研究方法、技术路线、观察指标及检测手段、统计学处理等。

1. 实验方法与操作步骤

(1)实验动物及分组:新西兰兔 40 只,体重 2~3kg,随机分为:① A 药组(n=10 只);②受体阻断药 1+A 药组(n=10 只);③受体阻断药 2+A 药组(n=10 只)。

(2)用 20% 乌拉坦 5ml/kg 耳缘静脉注射麻醉家兔。手术分离左侧颈总动脉并插入动脉导管,经压力换能器与 BL-420F 生物机能实验系统相连,测定平均动脉血压。

（3）耳缘静脉注射给药：每次 0.5ml（标明每药每次的剂量），给药顺序为：①②③，②①③，③①②，③②①。每次给药均在血压基本恢复后进行。

2. 统计学分析　数据均以 $\bar{x} \pm s$ 表示，组间比较采用 t 检验，以 $P<0.05$ 为差异有统计学意义。

（五）实验材料

实验动物（包括动物性别、规格、数量）；实验器材与药品。

1. 实验动物　新西兰兔，雌雄不限，体重 2~3kg，40 只。

2. 实验器材　BL-420F 生物机能实验系统、压力换能器、动脉导管、2ml 和 5ml 注射器、手术器械一套。

3. 药品　A 药、受体阻断药 1、受体阻断药 2、0.3% 肝素生理盐水、20% 乌拉坦、生理盐水。

（六）可行性分析

包括研究基础、实验室条件、可能遇到的问题及解决措施。

（七）进度安排

具体安排时间段内要完成的研究内容。

（八）预期实验结果

如：A 药有升血压作用并可能通过某受体起作用。

下面列出一些实验题目，供参考。学生也可自选题目进行设计和研究。

1. 不同剂型药物的血液浓度检测。

2. 药物对垂体后叶激素所致急性心肌缺血心电图变化的影响。

3. 药物诱发小鼠低血糖惊厥。

4. 药物或其他因素升压和降压作用的分析。

5. 东莨菪碱诱导小鼠记忆障碍及药物的对抗作用。

6. 药物的镇痛作用研究。

7. 药物的抗菌作用。

（齐汝霞，辛　勤，王传功）

第三篇

病例讨论

病例1

患者,男,24 岁。因 20min 前口服敌敌畏(DDV)15ml 而入院治疗。体检:嗜睡状,大汗淋漓,呕吐数次。全身皮肤湿冷,无肌肉震颤。双侧瞳孔直径 2~3mm,对光反射存在。体温、脉搏、呼吸及血压基本正常。双肺呼吸音粗。实验室检查:WBC $14.2 \times 10^9/L$,中性粒细胞 93%,余未见异常。诊断为急性有机磷农药中毒。入院后,用 2% 碳酸氢钠溶液洗胃,静脉注射阿托品 10mg/ 次,共 3 次。另静脉注射山莨菪碱 10mg,碘解磷定 1g,并给青霉素、庆大霉素及输液治疗后,瞳孔直径为 5~6mm,心率 72 次 /min,律齐,皮肤干燥,颜面微红。不久痊愈出院。

讨论:

(1)对口服有机磷中毒者洗胃时应注意哪些问题?

(2)如何正确使用阿托品?

(3)为什么在使用 M 受体阻断剂时,又给予碘解磷定治疗?

病例2

患者,女,45 岁。上腹绞痛,间歇发作已数年。入院前 40d,患者绞痛发作后有持续性钝痛,疼痛剧烈时放射到右肩及腹部,并有恶心、呕吐、腹泻等症状,经某医院诊断为:胆石症,慢性胆囊炎。患者入院前曾因疼痛注射过吗啡,用药后呕吐更加剧烈,疼痛不止,呼吸变慢,腹泻却得到控制。患者来本院后,用抗生素控制症状,并肌内注射哌替啶 50mg、阿托品 0.5mg,每 3~4h 一次,并行手术治疗。术后患者伤口疼痛,仍继续用哌替啶 50mg、阿托品 0.5mg,10d 后痊愈出院。出院后仍感伤口疼痛,继续注射哌替啶。患者主观上很想用此药,如果 1 天不注射,则四肢怕冷、情绪不安、手脚发麻、气急、说话含糊、甚至发脾气、不听劝说,但打针后则感安静舒适。现每天要注射哌替啶 4 次,每天 300~400mg,晚上还需加服艾司唑仑方能安静入睡。

讨论:

(1)入院前用吗啡,入院后用哌替啶,根据何在? 如此应用是否合适?

(2)患者出院后为什么要继续用哌替啶?

(3)为什么用吗啡后呕吐更剧烈,呼吸变慢,疼痛不止而腹泻却得到控制?

(4)为什么在用哌替啶时伍用阿托品?

病例3

患者,女,22 岁。因心悸、气短、浮肿和尿少而诊断为风湿性心脏瓣膜病伴慢性充血性心功能不全。住院后口服氢氯噻嗪 50mg,每日 2 次;地高辛 0.25mg,每 8 小时 1 次,当总量达到 2.25mg 时,心悸气短好转,脉搏减慢至 70 次 /min,尿量增多,浮肿开始消退,食欲增加。此后,予地高辛 0.25mg,每日 1 次口服;氢氯噻嗪 25mg,每日 2 次口服。在改用维持量后第 4 日开始食欲减退、恶心、头痛、失眠;第 6 日脉搏不规则,心律不齐,有期前收缩;心电图示室性期前收缩,形成二联律。诊断为地高辛中毒。

讨论:

(1)本例地高辛中毒的表现、诱发原因及作用机制是什么?

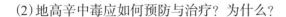

(2)地高辛中毒应如何预防与治疗？为什么？

病例 4

患者,男,73 岁,农民。近 20 年来反复慢性咳嗽,痰少,多咳白色泡沫黏痰,严重时咳黄脓痰;常年发作,好发于季节变换时期,常因"感冒"后诱发。近 10 年来渐伴气促,气喘,且渐加重,最初爬 3 楼始喘,近期稍活动后即气促。曾多次住院治疗,诊断"慢性阻塞性肺疾病急性加重期,2 型呼吸衰竭,慢性肺源性心脏病";经抗感染、止咳化痰、平喘等治疗,均能好转出院。1 天前因为受凉后再次出现咳嗽加重,伴有发热,在当地口服药物治疗后(具体不详)无缓解,且出现咳痰增多,气促加重,静坐亦喘,纳食减少。故急至本院急诊就诊,行胸部 X 线检查示:慢性支气管炎并感染。故急诊以"慢性阻塞性肺疾病并肺部感染"收入住院。体温 37.6 ℃,脉搏 96 次 /min,呼吸 22 次 /min,血压 140/88mmHg,神志清晰,颈静脉明显充盈,桶状胸,呼吸促,双肺叩诊过清音,双肺呼吸音减弱,两肺可闻及呼气相干湿性啰音及两下肺吸气相的细湿性啰音,其他未见异常。诊断:慢性阻塞性肺疾病急性加重期、慢性肺源性心脏病。诊疗计划:①完善相关检查,指导治疗;②给予左氧氟沙星 + 头孢他啶联合抗感染;③止咳、化痰、平喘等对症支持治疗。经数天的治疗,病愈出院。

讨论:
(1)为什么使用抗感染药治疗？
(2)止咳、化痰、平喘等对症治疗有何意义？

病例 5

患者,女,60 岁,农民。患者 1 个月余前无明显诱因出现咳嗽,以干咳为主,偶尔咳少许白痰,夜间入睡前明显。此后渐加重,多为阵发性剧烈干咳,咳嗽时感胸痛;近 3 天来明显加重,伴有胸闷、气喘,活动后加重,故至本院就诊。发病以来,午后感全身乏力,近期口干明显,精神尚可,睡眠欠佳,纳食差。入院检查:体温 37.4℃,心率 62 次 /min,呼吸 20 次 /min,血压 110/70mmHg。左下肺胸触觉语颤增强,并闻及支气管肺泡呼吸音。门诊胸部透视示左肺炎;胸部 CT 结果与旧片相比左肺及右肺下叶炎症改变明显且有部分肺不张,左肺上叶空洞形成,左侧肺腔出现积液,左侧胸膜增厚。经皮肺穿刺活检,病理结果显示结核样肉芽肿。其他未见明显异常。诊断:肺部感染、肺结核。诊疗计划:①完善相关检查;②给予左氧氟沙星 + 克林霉素联合抗感染治疗;③对症支持治疗;④抗结核治疗。2 个月后患者出院,到结核防治所继续抗结核治疗,并定期监测肝肾功能。

讨论:
(1)抗感染药联合治疗是否合理？为什么？
(2)抗结核治疗应遵循哪些原则？

病例 6

患者,男,25 岁,职员。肝炎后并发再生障碍性贫血,药物治疗无效,入院后拟做骨髓移植治疗,供髓者为患者胞妹。骨髓移植前 1 天,给患者做颈静脉切开插管术,插管成功后,导管内注入肝素稀释液 5ml(9 125U)防止凝血。次日晨 6 时患者鼻衄,9 时整护士执行医嘱。再向导管注入肝素原液 5ml(62 500U),上午 10 时开始移植骨髓,在手术前后又各注入肝素原液 5ml(62 500U)。至下午 3 时,患者头痛、呕吐,随即抽搐、昏迷。鱼精蛋白救治无效死亡。尸检发现:脑膜下弥漫性出血,脑实质出血,脑室出血及心膈面出血。

讨论:

(1)肝素过量致自发性出血的作用机制是什么?

(2)鱼精蛋白救治肝素过量出血的作用机制是什么?

(3)本例在使用肝素治疗的过程中,有哪些可以吸取的教训?

病例 7

患儿,男,10 岁,学生。因全身浮肿、蛋白尿和血浆蛋白降低,诊断为单纯性肾病综合征。开始口服泼尼松 20mg,每日 3 次,几天后改为口服地塞米松 3mg,每日 3 次,直到第 8 周开始改为每日晨 8.25mg 一次服,此后未再减量。于第 13 周患儿突然中断说话,眼睑与面肌抽动,随即意识丧失,全身肌肉痉挛,口唇发绀,口吐白沫,诊断为糖皮质激素诱发癫痫发作,经用地西泮、苯巴比妥及水合氯醛等抗惊厥药及脱水药,45min 后发作停止,神志逐渐恢复。以往无癫痫病史。

某男,46 岁,工人。因发热、心慌、血沉 100mm/h,诊断为风湿性心肌炎。无高血压及溃疡病史。入院后接受抗风湿治疗,泼尼松每日 30~40mg 口服。用药至第 12 日,血压上升至 150/100mmHg;用药至第 15 日,上腹不适,有压痛;第 24 日发现黑便;第 28 日大量呕血,血压 70/50mmHg,呈休克状态。被诊断为糖皮质激素诱发高血压和胃溃疡出血。迅速输血 1 600ml 后,进行剖腹探查,术中发现胃内有大量积血,胃小弯部有溃疡,立即做胃次全切除术。术后停用糖皮质激素,改用其他药物治疗。

患者,女,34 岁,干部。因反复发生的皮肤瘀点、鼻衄和血小板减少,诊断为原发性血小板减少性紫癜。住院后接受泼尼松治疗,每次 10mg,每日 3 次。服药半个月后皮肤出血点明显减少,不再流鼻血,血小板数上升至 90×10^9/L。用药至第 19 日突然寒战、高热、咳嗽、呼吸急迫。X 线胸片发现两肺布满大小均匀一致的粟粒状阴影,痰涂片示抗酸杆菌阳性,血沉 70mm/h。诊断为糖皮质激素诱发的急性粟粒型肺结核。

讨论:

(1)糖皮质激素为何能诱发癫痫发作、高血压、胃溃疡出血及粟粒型肺结核等不良反应? 分别加以说明。

(2)应用糖皮质激素应注意哪些问题?

病例 8

患者,女,44 岁。患者 13 年前因心悸、气促、浮肿,诊断为风湿性心脏病,二尖瓣狭窄。此后多次复发,均用药物控制,也曾多次使用青霉素,未出现过敏反应。来诊时做青霉素皮试阴性,但肌内注射 120 万 U 后出现头晕,面色苍白,旋即晕倒,昏迷,脉搏消失,心跳停止,瞳孔散大,直径 7mm。诊断:青霉素过敏性休克。治疗:立即做胸外心脏按压及人工呼吸,同时皮下注射肾上腺素 1mg。5min 后,患者仍无心跳、呼吸、血压。又静脉注射 5% 碳酸氢钠 50ml,地塞米松 5mg;并冰敷头部;再静脉滴注 10% 葡萄糖溶液 500ml 加地塞米松 10mg、ATP 40mg、CoA 50U。10min 后出现心跳,70 次 /min,呼吸 20 次 /min,血压升到 120/80mmHg。静脉注射呋塞米 40mg,35min 后心率 133 次 /min,血压 75/50mmHg。患者仍昏迷,瞳孔缩小,心电图示房颤。静脉注射毛花苷 C 0.2mg,静脉注射地西泮 15mg,肌内注射异丙嗪和氯丙嗪各 25mg。3.5h 后,患者心率 118 次 /min,血压 100/60mmHg,两肺有湿啰音,口吐泡沫痰。给静脉滴注 25% 葡萄糖溶液 250ml 加酚妥拉明 20mg。1h 后肺部啰音减少。翌日晨 6 时,患者清醒,能讲话,但不切题,尿两次量 1 000ml。此时距发生休克已 13h,患者基本脱离危险,又静脉滴注庆大霉素 24 万 U。患者心率 104 次 /min,呼吸 30 次 /min,血压 120/80mmHg。住院 10 天出院。

讨论:

(1)怎样预防青霉素过敏性休克的发生?

(2)一旦发生青霉素过敏性休克,应如何抢救?

(3)应用毛花苷 C 的作用是什么?

(4)地西泮、氯丙嗪和异丙嗪在治疗中有何意义?

病例 9

患者,男,46 岁,患急性粒细胞白血病。化疗后肺感染、反复发热,给予抗感染治疗。用药医嘱:0.9% 氯化钠注射液 100ml+ 哌拉西林 / 他唑巴坦 4.5g 静脉滴注,每 8 小时 1 次。用药 7 天后,改用头孢呋辛酯片 0.25g,每天 2 次口服,患者用头孢呋辛酯口服药后第 3 日出现腹泻,每日 6~8 次,伴高热,体温 39.5℃。细菌培养示:难辨梭状芽孢杆菌。诊断为:假膜性小肠结肠炎。

讨论:

(1)患者使用抗菌药后出现腹泻的原因是什么? 如何处理?

(2)哌拉西林 / 他唑巴坦和头孢呋辛酯分属哪类药物? 其抗菌谱及临床应用有哪些?

(3)此病例中的用药是否合理? 为什么?

病例 10

患者,男,31 岁。半个月前无明显诱因出现上腹部不适,间断性绞痛,无右肩部、腰背部放射痛,饥饿时明显,进食或用手按压可减轻,伴腹胀、食欲减退,无反酸、胃灼热、恶心、呕吐,无呕血、黑便、乏力,无皮肤、黏膜黄染,无发热。1 天前饮酒后出现黑便 3 次,量约 200ml,晕厥 2 次,伴头晕、乏力。就诊于当地医院,查血常规:WBC 7.1×10^9/L,RBC 3.49×10^{12}/L,Hb 80g/L,心率 80 次 /min,血压 120/70mmHg。大便潜血试验阳性。胃镜报告为:胃溃疡,幽门螺杆菌(Hp)阳性。诊断为上消化道出血;胃溃疡。治疗计划:禁食;注射用埃索美拉唑钠 40mg+0.9% 氯化钠注射液 100ml,静脉滴注,每 12 小时 1 次;5% 葡萄糖氯化钠注射液 500ml+ 注射用三磷酸腺苷辅酶胰岛素 2 支 +10% 氯化钾注射液 10ml+ 胰岛素注射液 4U,静脉滴注,每日 1 次,同时行补液、补充电解质、维生素等治疗。入院 5 天后病情稳定,未再有活动性出血,现予无渣流食,逐渐过渡到半流质软食。给予根除 Hp 治疗:奥美拉唑 20mg+ 阿莫西林 1.0g+ 克拉霉素 500mg,口服,每日 2 次,连服 7 天。

讨论:

(1)在本病例中埃索美拉唑钠和奥美拉唑有何作用? 其作用机制是什么?

(2)胰岛素在本病例中的作用是什么? 还有哪些作用、用途及不良反应?

(3)能够治疗 Hp 感染的药物有哪些?

(4)试述治疗胃溃疡的方案。

病例 11

患者,男,57 岁,1 年前无明显诱因出现左眼视物不清,在医院就诊,诊断为"左眼急性闭角型青光眼",医院建议手术治疗,患者拒绝后,医院给予盐酸卡替洛尔滴眼液、毛果芸香碱治疗,患者好转后自己停用。近来患者自觉视力继续下降,就诊于我院,查体:体温 36.4 ℃,脉搏 80 次/min,呼吸 18 次/min,血压 120/70mmHg。眼压:右眼 16mmHg,左眼 24mmHg。诊断为"双眼急性闭角型青光眼,左眼急性发作期",给予毛果芸香碱、乙酰唑胺等治疗,患者病情稳定。

讨论:

(1)青光眼的治疗可以采用哪些药物?

(2)毛果芸香碱治疗青光眼的作用机制是什么?

(3)乙酰唑胺是哪一类药物?治疗青光眼的机制是什么?

(4)影响眼压的药物有哪些?

病例 12

患者,男,54 岁。于 1 年前开始活动后出现心前区疼痛,呈压榨样,伴有大汗,每次发作持续 3~5min,休息及舌下含服速效救心丸后可缓解。近 1 周,患者自感上述症状发作较前频繁,每日发作 3~4 次,休息及含服药物缓解不明显,遂于门诊就诊,经检查后诊断为"冠状动脉粥样硬化性心脏病,心绞痛"收住院。入院检查心肌酶谱正常,肌钙蛋白 10.12ng/ml(正常值 0~0.04ng/ml)。诊断为:冠状动脉粥样硬化性心脏病,急性非 ST 段抬高性心肌梗死。治疗措施:低盐低脂饮食,卧床休息、避免劳累激动;阿司匹林 100mg,每天 1 次;硫酸氢氯吡格雷片 75mg,每天 1 次;盐酸贝那普利片 10mg,每天 1 次;琥珀酸美托洛尔 23.75mg,每天 1 次;阿托伐他汀钙片 20mg,每天 1 次;硫酸曲美他嗪片 20mg,每天 3 次;极化液 + 单硝酸异山梨酯注射液静滴,每天 1 次。

讨论:

(1)抗心绞痛的药物有哪几类?机制有何不同?

(2)抗心绞痛药有哪几种联合用药的方式?

(3)阿司匹林、氯吡格雷的使用有何意义?作用机制是什么?

(4)阿伐他汀、曲美他嗪、极化液的作用及其机制是什么?

病例 13

患者,男,48 岁,其母为高血压患者,患者平素工作节奏快、加班多、喜高脂饮食。1 个月前出现间断头昏、头痛、劳累时加重。无视物旋转、恶心、呕吐、黑矇、晕厥等症。血压 170/100mmHg,低密度脂蛋白 3.52mmol/L(正常值 1.81~3.36mmol/L),高密度脂蛋白 0.70mmol/L(正常值 0.71~1.68mmol/L)。超声心动图:射血分数 62%,左心室略大,左室收缩功能正常,舒张功能降低。肾动脉彩色多普勒超声:双侧肾动脉起始段未见明显狭窄。眼底检查:视网膜小动脉硬化。入院诊断:原发性高血压(高血压病 2 级)。住院期间治疗方案:①低盐低脂饮食;②双联抗高血压药物,苯磺酸氨氯地平片,5mg,每天 1 次,坎地沙坦片,4mg,每天 1 次;③阿托伐他汀钙片 20mg,每晚 1 次;④每天定时定点监测血压。

讨论：

(1)氨氯地平与坎地沙坦合用是否合适？请说明原因。

(2)临床常用的抗高血压药物有哪几类？试讨论其降压机制及临床适应证。

(3)阿托伐他汀钙有何作用？其对高血压病患者有何影响？

（齐汝霞,辛 勤）

参考文献

［1］秦川,魏泓.实验动物学.2版.北京:人民卫生出版社,2015.

［2］魏琳琳,孙建云.卫生毒理学动物实验基本操作指南.兰州:甘肃科学技术出版社,2017.

［3］GAD S C.Drug Safety Evaluation.New York:John Wiley & Sons,Inc.,2002.

附　表 I

附表 1　常用实验动物的最大给药量和使用针头规格

动物	项目	灌胃	皮下注射	肌内注射	腹腔注射	静脉注射
小鼠	最大给药量	1ml	1.5ml	0.2ml	1ml	0.8ml
	使用针头	9（钝头）	5（1/2）	5（1/2）	5（1/2）	4
大鼠	最大给药量	5ml	5ml	0.5ml	2ml	4ml
	使用针头	静脉切开针	6	6	6	5
兔	最大给药量	200ml	10ml	2ml	5ml	10ml
	使用针头	10 号导尿管	6（1/2）	6（1/2）	7	6
犬	最大给药量	500ml	100ml	4ml	—	100ml
	使用针头	10 号导尿管	7	7	—	6
蛙	淋巴囊注射最大注射量为 1ml/ 只					

附表 2　成年动物的年龄、体重和寿命比较

	小鼠	大鼠	豚鼠	兔	狗
成年日龄 / 天	65~90	85~110	90~120	120~180	250~360
成年体重 /g	20~28	200~280	350~600	2 000~3 500	8 000~15 000
平均寿命 / 年	1~2	2~3	>2	5~6	13~17
最高寿命 / 年	>3	>4	>6	>13	34

附表 3　哺乳动物平均寿命和最长寿命

动物种类	最长寿命 / 年	平均寿命 / 年	动物种类	最长寿命 / 年	平均寿命 / 年
猩猩	37	20	豚鼠	7	5
狒狒	24	15	大鼠	>4	2~3
马、驴	50	25	小鼠	>3	1~2
猴	30	10	田鼠	3	2
狗	34	13~17	猪	27	16
猫	30	12	山羊	18	9
家兔	15	5~6			

附表4　注射麻醉法及麻醉剂一览表

药物	动物	给药法	剂量 / (mg·kg⁻¹)	维持时间 /h	备注
戊巴比妥钠	犬	i.v.	30	1~2	药品中若含右旋体多,麻醉力弱;在雄鼠体内代谢快,麻醉时间比雌鼠短;对神经节传导有一定的抑制作用
	猫	i.p.	30		
	兔	i.p.	50		
	豚鼠、大鼠、小鼠	i.p.	45	1~2	
硫喷妥钠	犬、猫	i.v.、i.p.	25~50	0.25~0.3	抑制呼吸较严重,注射宜慢;连续用药有蓄积作用
	兔、大鼠	i.v.、i.p.	50~80		
苯巴比妥钠	犬、猫	i.v.、i.p.	80~100	3~6	麻醉慢
	兔	i.v.、i.p.	100~150		
乌拉坦	猫、兔	i.v.、i.p.	900~1 000	2~4	抑制呼吸较严重,注射宜慢;连续用药有蓄积作用
	大鼠、小鼠	i.m.	1 300		
	蛙	淋巴囊	2 000		
氯醛糖	猫、兔、大鼠	i.v.、i.p.	50~80	5~6	安全,肌松不全,听觉抑制不深
氯-乌合剂	猫、兔	i.v.、i.p.	氯 60 乌 420	5~6	氯:氯醛糖 乌:乌拉坦
Dial 合剂	猫、兔、大鼠	i.v.、i.p.	Dial 70 乌 280	3~5	Dial:二丙烯巴比妥酸 乌:乌拉坦

附表5　常用实验动物的最大安全采血量与最小致死采血量

动物种类	最大安全采血量 /ml	最小致死采血量 /ml
小鼠	0.2	0.3
大鼠	1	2
豚鼠	5	10
兔	10	40
狼狗	100	500
猎狗	50	200
猴	15	60

附表 6　不同动物采血部位与采血量的关系

采血量	采血部位	动物种类
取少量血	尾静脉	大鼠、小鼠
	耳静脉	兔、狗、猫、猪、山羊、绵羊
	眼底静脉丛	兔、大鼠、小鼠
	舌下静脉	兔
	腹壁静脉	青蛙、蟾蜍
	冠、脚蹼皮下静脉	鸡、鸭、鹅
取中量血	后肢外侧皮下小隐静脉	狗、猴、猫
	前肢内侧皮下头静脉	狗、猴、猫
	耳中央动脉	兔
	颈静脉	狗、猫、兔
	心脏	豚鼠、大鼠、小鼠
	断头	大鼠、小鼠
	翼下静脉	鸡、鸭、鸽、鹅
	颈动脉	鸡、鸭、鸽、鹅
取大量血	股动脉、颈动脉	狗、猴、猫、兔
	心脏	狗、猴、猫、兔
	颈静脉	马、牛、山羊、绵羊
	摘眼球	大鼠、小鼠

附表 7　人和动物间按体表面积折算的等效剂量比值表

动物	小鼠(20g)	大鼠(200g)	豚鼠(400g)	家兔(1.5kg)	猫(2.0kg)	猴(4.0kg)	狗(12kg)	人(70kg)
小鼠(20g)	1.0	7.0	12.25	27.8	29.7	64.1	124.2	378.9
大鼠(200g)	0.14	1.0	1.74	3.9	4.2	9.2	17.8	56.0
豚鼠(400g)	0.08	0.57	1.0	2.25	2.4	5.2	10.2	31.5
家兔(1.5kg)	0.04	0.25	0.44	1.0	1.08	2.4	4.5	14.2
猫(2.0kg)	0.03	0.23	0.41	0.92	1.0	2.2	4.1	13.0
猴(4.0kg)	0.016	0.11	0.19	0.42	0.45	1.0	1.9	6.1
狗(12kg)	0.008	0.06	0.10	0.22	0.23	0.52	1.0	3.1
人(70kg)	0.002 6	0.018	0.031	0.070	0.078	0.16	0.32	1.0

附表 8　不同种类动物间剂量换算的常用数据

动物	Meeh-Rubner 公式的 K 值	体重 /kg	体表面积 /m²	mg/kg-mg/m²	转移因子	每 kg 体重占体表面积的相对比值
小鼠	9.1	0.018	0.006 6	2.9	粗略值 3	1.0（0.02kg）
		0.020	0.006 7	3.0		
		0.022	0.007 1	3.1		
		0.024	0.007 6	3.2		
大鼠	9.1	0.10	0.019 6	5.1	粗略值 6	0.47（0.20kg）
		0.15	0.025 7	5.8		
		0.20	0.031 1	6.4		
		0.25	0.036 1	6.9		
豚鼠	9.8	0.30	0.043 9	6.8	粗略值 8	0.40（0.40kg）
		0.40	0.053 2	7.5		
		0.50	0.061 7	8.1		
		0.60	0.069 7	8.6		
家兔	10.1	1.50	0.132 3	11.3	粗略值 12	0.24（2.0kg）
		2.00	0.160 8	12.4		
		2.50	0.186 0	13.4		
猫	9.0	2.00	0.143 0	12.7	粗略值 14	0.22（2.5kg）
		2.50	0.165 8	13.7		
		3.00	0.187 2	14.6		
狗	11.2	5.00	0.327 5	15.3	粗略值 19	0.16（10.0kg）
		10.00	0.519 9	19.2		
		15.00	0.681 2	22.0		
猴	11.8	2.00	0.187 8	10.7	粗略值 12	0.24（3.0kg）
		3.00	0.245 5	12.2		
		4.00	0.297 3	13.5		
人	10.6	40.00	1.239 8	32.2	粗略值 35	0.08（50.0kg）
		50.00	1.438 6	34.8		
		60.00	1.624 6	36.9		

附表 9　实验动物平均体重及脏器平均重量（占体重的百分比）

动物	平均体重	肝脏/%	脾脏/%	肾脏/%	心脏/%	肺/%	脑/%	甲状腺/%	肾上腺/%	脑垂体/%	眼球/%	睾丸/%	胰腺/%
小鼠♂	29g	5.18	0.38	0.88	0.50	0.74	1.42	0.01	0.016 8	0.007 4		0.598 9	0.34
大鼠	210~300g	4.07	0.43	0.74	0.38	0.79	0.29	0.009 7	♂0.015 ♀0.023	♂0.002 5 ♀0.004 1	0.12	0.87	0.39
豚鼠	361.5g	4.48	0.15	0.86	0.37	0.67	0.92	0.016 1	0.051 2	0.002 6		0.525 5	
家兔♂	2 900g	2.09	0.31	0.25	0.27	0.60	0.39	0.031 0	0.011	0.001 7	0.210	0.174	0.106~0.171
兔♀	2 975g	2.52	0.30	0.25	0.29	0.43	0.35	0.020 2	0.008 9	0.001 0	0.171		
狗	13kg	2.94	0.54	0.30	0.85	0.94	0.59	0.02	0.01	♂0.007 ♀0.008	0.10	0.2	0.2
猫	3.3kg	3.59	0.29	1.07	0.45	1.04	0.77	0.01	0.02		0.32		
猕♂	3.3kg	2.66	0.29	0.61	0.34	0.53	2.78	0.001	0.02	0.001 4		0.542 2	
猴♀	3.6kg	3.19	0.29	0.70	0.29	0.79	2.57	0.001	0.03				

附表 10　实验动物血浆总蛋白、白蛋白、球蛋白、纤维蛋白原含量

动物	血浆总蛋白 （g/100ml）	白蛋白 （g/100ml）	球蛋白 （g/100ml）	纤维蛋白原 （mg/100ml）	白蛋白、球蛋 白比例
狗	7.1（6.3~8.1）	4.0（3.4~3.5）	3.0（2.0~3.7）	580	1.34（1.06~1.84）
猫	6.8（5.4~8.0）	3.7（3.4~4.2）	3.1（2.0~3.8）	310±120	1.24（0.96~1.70）
猪	8.7（7.9~10.3）	3.8（2.0~4.6）	4.9（3.9~8.2）	254±30	0.82（0.24~1.16）
豚鼠	5.4（5.0~5.6）	3.2（2.8~3.9）	2.2（1.8~2.5）		1.47（1.11~2.30）
大鼠	7.2（6.9~7.6）	3.1（2.8~3.5）	4.0（3.3~5.0）		0.80（0.50~1.06）
小鼠	5.5（5.2~5.7）	1.68（1.6~1.7）	3.8（3.5~4.1）		0.44（0.40~0.48）

附表 11　实验动物红细胞总数、压积、体积、大小和血红蛋白浓度

动物	红细胞总数 （百万/mm³）	血细胞比容 （ml/100ml 血）	单个红细胞 体积（mm³）	单个红细胞大 小（μm）（涂 片法）	血红蛋白浓度		单个红细胞 Hb含量（ng）
					g/100ml血	g/100ml 红细胞	
狝猴	5.2（3.6~6.8）	42（32~52）	—	—	12.6（10~16）	30	—
狗	6.3（4.5~8.0）	45.5（38~53）	66（59~68）	7.0（6.2~8.0）	14.8（11~18）	33（30~35）	23（21~25）
猫	8.0（6.5~9.5）	40（28~52）	57（51~63）	6.0（5.0~7.0）	11.2（7~15.5）	28（23~31）	14（12~16）
兔	5.7（4.5~7.0）	41.5（33~50）	61（60~68）	7.0（6.5~7.5）	11.9（8~15）	29（27~31）	21（19~23）
豚鼠	5.6（4.5~7.0）	42（37~47）	77（71~83）	7.4（7.0~7.5）	14.4（11~16.5）	34（33~35）	26（24.5~27.5）
大鼠	8.9（7.2~9.6）	46（39~53）	55（52~58）	7.0（6.0~7.5）	14.8（12~17.5）	32（30~35）	17（15~19）
小鼠	9.3（7.7~12.5）	41.5（33~50）	49（48~51）	6.0	14.8（10~19）	36（33~39）	16（15.5~16.5）

附表 12　实验动物血液温度、酸碱度、黏稠度、比重、血沉和体温数据

动物	血液温度 /℃	血液 pH	血液黏 稠度	血液比重			血沉/ （mm·h⁻¹）	体温（直肠） /℃
				全血	血浆	血细 胞		
狗	38.9	7.36 （7.31~7.42）	4.6 （3.8~5.5）	1.059	1.029~1.034	1.090	0.00~8.00	39.0 （38.5~39.5）
猫	38.6	7.35 （7.24~7.40）	4.5 （4.0~5.0）	1.054			0.50~7.30	38.7 （38.0~39.5）
兔	39.4	7.35 （7.21~7.57）	4.0 （3.5~4.5）	1.050		1.090	0.90~3.70	39.0 （38.5~39.5）
豚鼠	38.6	7.35 （7.17~7.55）		1.060			0.00~2.95	38.6 （37.8~39.5）
大鼠	38.2	7.35 （7.26~7.44）					0.50~2.00	39.0 （38.5~39.5）

附表 13　实验动物血中脂肪、脂肪酸、甘油酯、胆固醇、胆固醇酯含量

动物	脂肪总量 (mg/100ml)	高级脂肪酸总量 (mg/100ml)	甘油酯 (mg/100ml)	胆固醇 (mg/100ml)	胆固醇酯 (mg/100ml)	胆固醇酯/ 胆固醇
猴	S		S	S 139±22	S 106±39	
狗	S 679±95	P 307±34	S 71	S 175±36	S 133±25	0.79(0.76~0.90)
猫	P 376±110	P 228±82	P 108±65	P 98±32	S 81(69~120)	0.78(0.68~0.89)
				S 111(93~150)		
兔	P 243±89	P 169±66	P 105±50	P 45±18	P 23±12	0.78(0.66~0.91)
	C 507			C 161±9	C 0	
				S 40(15~67)	S 37(10~49)	
豚鼠	P 169±34	P 116±29	P 73±33	P 32±5	P 21±4	0.94(0.7~1.00)
	C 517±60	C 282±36	C 47±28	C 119±19	C 8±7	
				S 50(18~65)	S 38(18~67)	
大鼠	P 230±31	P 152±23	P 85±30	P 52±12	P 31±10	0.80(0.64~0.95)
				S 64(52~82)	S 50(48~53)	
小鼠				P 97±11	S 62(28~88)	0.74(0.61~0.81)
				S 114(93~140)		

注:S:血清;P:血浆;C:细胞。

附表 14　动物常用测定正常数据一览表

	猴	犬	猫	兔	豚鼠	小鼠	大鼠
寿命 / 年	7~30	10~20	8~12	5~8	4~8	1~2	2~5
呼吸 /(次·min^{-1})	30~50	20~30	30~50	50~90	100~140	100~200	60~110
心率 /(次·min^{-1})	150~240	100~240	150~200	150~220	200~280	300~500	250~450
血压 /mmHg	160/100	120/80	120/95	110/70	100/75	110/80	130/90
肛门体温 /℃	38.5 ± 1.0	38.5 ± 1.0	38.5 ± 1.0	38.5 ± 1.0	39 ± 1.0	37 ± 1.0	38.5 ± 1.0
血红蛋白 /(g/100ml)	13~15	15	12	12	15	12	12
红细胞 /(百万·mm^{-3})	6~7	4.5~8	6~8	5~6	5	9	10
白细胞 /(千·mm^{-3})	20	8~15	9~18	7~12	7~15	7~12	5~15
淋巴细胞 /%	64	20	31	20~90	55~70	68	60~70
单核细胞 /%	1	5.2	4	1~4	3~12	4	2.3
中性粒细胞 /%	15~35	70	59	1~3	1~10	2	22
嗜酸性粒细胞 /%	4	4	5.5	1~3	1~10	2	22
嗜碱性粒细胞 /%	0.1	—	—	0.5~10	0~5	0.5	0.5
血小板 /(万·mm^{-3})	—	32.6	25	40	78	90	50.4

附表 15　常用生理溶液的成分和配制　　　　　　　　　　　　　单位:g/L

成分	Ringer's 液	Tyrode's 液	Locke's 液	Van Dyke-Hasting's 液	Betting's 液
NaCl	6.5	8	9.2	6.55	8
KCl	0.2	0.2	0.42	0.46	0.2
CaCl$_2$	0.2	0.2	0.12	0.059	0.08
NaHCO$_3$	0.4	1	0.5	2.52	1
NaH$_2$PO$_4$		0.05	0.08	0.138	0.05
MgCl$_2$		0.1		0.095	0.04
Na$_2$HPO$_4$				0.142	
葡萄糖	1	1	0.5		1
蒸馏水加至 /ml	1 000	1 000	1 000	1 000	1 000

注: 配制时如有 NaHCO$_3$、NaH$_2$PO$_4$ 则必须充分稀释后才能加入已经溶解好的 CaCl$_2$ 中,边加边振荡,以免产生混浊或沉淀。

附表 16　χ^2 值表

ν	概率值(P)												
	0.995	0.990	0.975	0.950	0.900	0.750	0.500	0.250	0.100	0.050	0.025	0.010	0.005
1	—	—	—	—	0.02	0.10	0.45	1.32	2.71	3.84	5.02	6.63	7.88
2	0.01	0.02	0.02	0.10	0.21	0.58	1.39	2.77	4.61	5.99	7.38	9.21	10.60
3	0.07	0.11	0.22	0.35	0.58	1.21	2.37	4.11	6.25	7.81	9.35	11.34	12.84
4	0.21	0.30	0.48	0.71	1.06	1.92	3.36	5.39	7.78	9.49	11.14	13.28	14.86
5	0.41	0.55	0.83	1.15	1.61	2.67	4.35	6.63	9.24	11.07	12.83	15.09	16.75
6	0.68	0.87	1.24	1.64	2.20	3.45	5.35	7.84	10.64	12.59	14.45	16.81	18.55
7	0.99	1.24	1.69	2.17	2.83	4.25	6.35	9.04	12.02	14.07	16.01	18.48	20.28
8	1.34	1.65	2.18	2.73	3.40	5.07	7.34	10.22	13.36	15.51	17.53	20.09	21.96
9	1.73	2.09	2.70	3.33	4.17	5.90	8.34	11.39	14.68	16.92	19.02	21.67	23.59
10	2.16	2.56	3.25	3.94	4.87	6.74	9.34	12.55	15.99	18.31	20.48	23.21	25.19
11	2.60	3.05	3.82	4.57	5.58	7.58	10.34	13.70	17.28	19.68	21.92	24.72	26.76
12	3.07	3.57	4.40	5.23	6.30	8.44	11.34	14.85	18.55	21.03	23.34	26.22	28.30
13	3.57	4.11	5.01	5.89	7.04	9.30	12.34	15.98	19.81	22.36	24.74	27.69	29.82
14	4.07	4.66	5.63	6.57	7.79	10.17	13.34	17.12	21.06	23.68	26.12	29.14	31.32
15	4.60	5.23	6.27	7.26	8.55	11.04	14.34	18.25	22.31	25.00	27.49	30.58	32.80
16	5.14	5.81	6.91	7.96	9.31	11.91	15.34	19.37	23.54	26.30	28.85	32.00	34.27
17	5.70	6.41	7.56	8.67	10.09	12.79	16.34	20.49	24.77	27.59	30.19	33.41	35.72
18	6.26	7.01	8.23	9.39	10.86	13.68	17.34	21.60	25.99	28.87	31.53	34.81	37.16
19	6.84	7.63	8.91	10.12	11.65	14.56	18.34	22.72	27.20	30.14	32.85	36.19	38.58
20	7.43	8.26	9.59	10.85	12.44	15.45	19.34	23.83	28.41	31.41	34.17	37.57	40.00
21	8.03	8.90	10.28	11.59	13.24	16.34	20.34	24.93	29.62	32.67	35.48	38.93	41.40
22	8.64	9.54	10.98	12.34	14.04	17.24	21.34	26.04	30.81	33.92	36.78	40.29	42.80
23	9.26	10.20	11.69	13.09	14.85	18.14	22.34	27.14	32.01	35.17	38.08	41.64	44.18
24	9.89	10.86	12.40	13.85	15.66	19.04	23.34	28.24	33.20	36.42	39.36	42.98	45.56
25	10.52	11.52	13.12	14.61	16.47	19.94	24.34	29.34	34.38	37.65	40.65	44.31	46.93
26	11.16	12.20	13.84	15.38	17.29	20.84	25.34	30.43	35.56	38.89	41.92	45.64	48.29
27	11.81	12.88	14.57	16.15	18.11	21.75	26.34	31.53	36.74	40.11	43.19	46.96	49.64
28	12.46	13.56	15.31	16.93	18.94	22.66	27.34	32.62	37.92	41.34	44.46	48.28	50.99
29	13.12	14.26	16.05	17.71	19.77	23.57	28.34	33.71	39.09	42.56	45.72	49.59	52.34
30	13.79	14.95	16.79	18.49	20.60	24.48	29.34	34.80	40.26	43.77	46.98	50.89	53.67
40	20.71	22.16	24.43	26.51	29.05	33.66	39.34	45.62	51.80	55.76	59.34	63.69	66.77
50	27.99	29.71	32.36	34.76	37.69	42.94	49.33	56.33	63.17	67.50	71.42	76.15	79.49
60	35.53	37.48	40.48	43.19	46.46	52.29	59.33	66.98	74.40	79.08	83.30	88.38	91.95
70	43.28	45.44	48.76	51.74	55.33	61.70	69.33	77.58	85.53	90.53	95.02	100.42	104.22

附表 17　*t* 值表

自由度 (ν)		概率值(*P*)								
	双侧	0.50	0.20	0.10	0.05	0.02	0.01	0.005	0.002	0.001
	单侧	0.25	0.10	0.05	0.025	0.01	0.005	0.002 5	0.001	0.000 5
1		1.000	3.078	6.314	12.706	31.821	63.657	127.321	318.309	636.619
2		0.816	1.886	2.920	4.303	6.965	9.925	14.089	22.327	31.599
3		0.765	1.638	2.353	3.182	4.541	5.841	7.453	10.215	12.924
4		0.741	1.533	2.132	2.776	3.747	4.604	5.598	7.173	8.610
5		0.727	1.476	2.015	2.571	3.365	4.032	4.773	5.893	6.869
6		0.718	1.440	1.943	2.447	3.143	3.707	4.317	5.208	5.959
7		0.711	1.415	1.895	2.365	2.998	3.499	4.029	4.785	5.408
8		0.706	1.397	1.860	2.306	2.896	3.355	3.833	4.501	5.041
9		0.703	1.383	1.833	2.262	2.821	3.250	3.690	4.297	4.781
10		0.700	1.372	1.812	2.228	2.764	3.169	3.581	4.144	4.587
11		0.697	1.363	1.796	2.201	2.718	3.106	3.497	4.025	4.437
12		0.695	1.356	1.782	2.179	2.681	3.055	3.428	3.930	4.318
13		0.694	1.350	1.771	2.160	2.650	3.012	3.372	3.852	4.221
14		0.692	1.345	1.761	2.145	2.624	2.977	3.326	3.787	4.140
15		0.691	1.341	1.753	2.131	2.602	2.947	3.286	3.733	4.073
16		0.690	1.337	1.746	2.120	2.583	2.921	3.252	3.686	4.015
17		0.689	1.333	1.740	2.110	2.567	2.898	3.222	3.646	3.965
18		0.688	1.330	1.734	2.101	2.552	2.878	3.197	3.610	3.922
19		0.688	1.328	1.729	2.093	2.539	2.861	3.174	3.579	3.883
20		0.687	1.325	1.725	2.086	2.528	2.845	3.153	3.552	3.850
21		0.686	1.323	1.721	2.080	2.518	2.831	3.135	3.527	3.819
22		0.686	1.321	1.717	2.074	2.508	2.819	3.119	3.505	3.792
23		0.685	1.319	1.714	2.069	2.500	2.807	3.104	3.485	3.768
24		0.685	1.318	1.711	2.064	2.492	2.797	3.091	3.467	3.745
25		0.684	1.316	1.708	2.060	2.485	2.787	3.078	3.450	3.725
26		0.684	1.315	1.706	2.056	2.479	2.779	3.067	3.435	3.707
27		0.684	1.314	1.703	2.052	2.473	2.771	3.057	3.421	3.690
28		0.683	1.313	1.701	2.048	2.467	2.763	3.047	3.408	3.674
29		0.683	1.311	1.699	2.045	2.462	2.756	3.038	3.396	3.659
30		0.683	1.310	1.697	2.042	2.457	2.750	3.030	3.385	3.646
31		0.682	1.309	1.696	2.040	2.453	2.744	3.022	3.375	3.633
32		0.682	1.309	1.694	2.037	2.449	2.738	3.015	3.365	3.622
33		0.682	1.308	1.692	2.035	2.445	2.733	3.008	3.356	3.611
34		0.682	1.307	1.091	2.032	2.441	2.728	3.002	3.348	3.601
35		0.682	1.306	1.690	2.030	2.438	2.724	2.996	3.340	3.591
36		0.681	1.306	1.688	2.028	2.434	2.719	2.990	3.333	3.582
37		0.681	1.305	1.687	2.026	2.431	2.715	2.985	3.326	3.574

续表

自由度 (ν)		概率值(P)								
	双侧	0.50	0.20	0.10	0.05	0.02	0.01	0.005	0.002	0.001
	单侧	0.25	0.10	0.05	0.025	0.01	0.005	0.002 5	0.001	0.000 5
38		0.681	1.304	1.686	2.024	2.429	2.712	2.980	3.319	3.566
39		0.681	1.304	1.685	2.023	2.426	2.708	2.976	3.313	3.558
40		0.681	1.303	1.684	2.021	2.423	2.704	2.971	3.307	3.551
50		0.679	1.299	1.676	2.009	2.403	2.678	2.937	3.261	3.496
60		0.679	1.296	1.671	2.000	2.390	2.660	2.915	3.232	3.460
70		0.678	1.294	1.667	1.994	2.381	2.648	2.899	3.211	3.436
80		0.678	1.292	1.664	1.990	2.374	2.639	2.887	3.195	3.416
90		0.677	1.291	1.662	1.987	2.368	2.632	2.878	3.183	3.402
100		0.677	1.290	1.660	1.984	2.364	2.626	2.871	3.174	3.390
200		0.676	1.286	1.653	1.972	2.345	2.601	2.839	3.131	3.340
500		0.675	1.283	1.648	1.965	2.334	2.586	2.820	3.107	3.310
1 000		0.675	1.282	1.646	1.962	2.330	2.581	2.813	3.098	3.300
∞		0.675	1.282	1.645	1.960	2.326	2.576	2.807	3.090	3.291

附表 18　pD_2 计算表

mm	lgA	mm	lgA	mm	lgA	mm	lgA
0.5	0.02	10.5	0.35	20.5	0.68	30.5	1.02
1.0	0.03	11.0	0.37	21.0	0.70	31.0	1.03
1.5	0.05	11.5	0.38	21.5	0.72	31.5	1.05
2.0	0.07	12.0	0.40	22.0	0.73	32.0	1.07
2.5	0.08	12.5	0.42	22.5	0.75	32.5	1.08
3.0	0.10	13.0	0.43	23.0	0.77	33.0	1.10
3.5	0.12	13.5	0.45	23.5	0.78	33.5	1.12
4.0	0.13	14.0	0.47	24.0	0.80	34.0	1.13
4.5	0.15	14.5	0.48	24.5	0.82	34.5	1.15
5.0	0.17	15.0	0.50	25.0	0.83	35.0	1.17
5.5	0.18	15.5	0.52	25.5	0.85	35.5	1.18
6.0	0.20	16.0	0.53	26.0	0.87	36.0	1.20
6.5	0.22	16.5	0.55	26.5	0.88	36.5	1.22
7.0	0.23	17.0	0.57	27.0	0.90	37.0	1.23
7.5	0.25	17.5	0.58	27.5	0.92	37.5	1.25
8.0	0.27	18.0	0.60	28.0	0.93	38.0	1.27
8.5	0.28	18.5	0.62	28.5	0.95	38.5	1.28
9.0	0.30	19.0	0.63	29.0	0.97	39.0	1.30
9.5	0.32	19.5	0.65	29.5	0.98	39.5	1.32
10.0	0.33	20.0	0.67	30.0	1.00	40.0	1.33

附表 19　pD$_2$' 计算表

%	lg(X-1)	%	lg(X-1)	%	lg(X-1)	%	lg(X-1)
90	-0.96	69	-0.35	49	0.02	29	0.39
89	-0.89	68	-0.33	48	0.03	28	0.41
88	-0.85	67	-0.31	47	0.05	27	0.43
87	-0.82	66	-0.30	46	0.07	26	0.44
86	-0.80	65	-0.27	45	0.09	25	0.48
85	-0.77	64	-0.25	44	0.10	24	0.50
84	-0.72	63	-0.23	43	0.12	23	0.53
83	-0.70	62	-0.21	42	0.14	22	0.55
82	-0.66	61	-0.19	41	0.16	21	0.58
81	-0.64	60	-0.17	40	0.18	20	0.60
80	-0.60	59	-0.15	39	0.19	19	0.63
79	-0.57	58	-0.14	38	-0.21	18	0.66
78	-0.55	57	-0.12	37	0.23	17	0.69
77	-0.52	56	-0.10	36	0.25	16	0.72
76	-0.49	55	-0.09	35	0.27	15	0.75
75	-0.48	54	-0.07	34	0.29	14	0.79
74	-0.46	53	-0.05	33	0.31	13	0.83
73	-0.43	52	-0.04	32	0.33	12	0.87
72	-0.41	51	-0.02	31	0.35	11	0.91
71	-0.39	50	0.00	30	0.37	10	0.95
70	-0.37						

附表 20　pA$_2$ 计算表

mm	lg(X-1)	mm	lg(X-1)	mm	lg(X-1)	mm	lg(X-1)
0.5	-1.41	4.5	-0.38	8.5	-0.04	12.5	0.21
1.0	-1.10	5.0	-0.33	9.0	0.00	13.0	0.23
1.5	-0.96	5.5	-0.28	9.5	0.03	13.5	0.26
2.0	-0.78	6.0	-0.23	10.0	0.06	14.0	0.29
2.5	-0.67	6.5	-0.19	10.5	0.09	14.5	0.31
3.0	-0.59	7.0	-0.15	11.0	0.12	15.0	0.33
3.5	-0.51	7.5	-0.11	11.5	0.15	15.5	0.36
4.0	-0.45	8.0	-0.07	12.0	0.18	16.0	0.38

mm	lg(X-1)	mm	lg(X-1)	mm	lg(X-1)	mm	lg(X-1)
16.5	0.41	32.5	1.05	48.5	1.61	64.5	2.15
17.0	0.43	33.0	1.06	49.0	1.62	65.0	2.16
17.5	0.45	33.5	1.08	49.5	1.64	65.5	2.18
18.0	0.47	34.0	1.10	50.0	1.66	66.0	2.20
18.5	0.50	34.5	1.12	50.5	1.67	66.5	2.21
19.0	0.52	35.0	1.13	51.0	1.69	67.0	2.23
19.5	0.54	35.5	1.15	51.5	1.71	67.5	2.25
20.0	0.56	36.0	1.17	52.0	1.73	68.0	2.26
20.5	0.58	36.5	1.19	52.5	1.74	68.5	2.28
21.0	0.60	37.0	1.21	53.0	1.76	69.0	2.30
21.5	0.62	37.5	1.22	53.5	1.78	69.5	2.31
22.0	0.64	38.0	1.24	54.0	1.79	70.0	2.33
22.5	0.67	38.5	1.26	54.5	1.81	70.5	2.35
23.0	0.69	39.0	1.28	55.0	1.83	71.0	2.36
23.5	0.71	39.5	1.30	55.5	1.84	71.5	2.38
24.0	0.73	40.0	1.31	56.0	1.86	72.0	2.40
24.5	0.74	40.5	1.33	56.5	1.88	72.5	2.42
25.0	0.76	41.0	1.35	57.0	1.89	73.0	2.43
25.5	0.78	41.5	1.36	57.5	1.91	73.5	2.45
26.0	0.80	42.0	1.38	58.0	1.93	74.0	2.47
26.5	0.82	42.5	1.40	58.5	1.95	74.5	2.48
27.0	0.84	43.0	1.42	59.0	1.96	75.0	2.50
27.5	0.86	43.5	1.43	59.5	1.98	75.5	2.52
28.0	0.88	44.0	1.45	60.0	2.00	76.0	2.53
28.5	0.90	44.5	1.47	60.5	2.01	76.5	2.55
29.0	0.92	45.0	1.49	61.0	2.03	77.0	2.57
29.5	0.94	45.5	1.50	61.5	2.05	77.5	2.58
30.0	0.95	46.0	1.52	62.0	2.06	78.0	2.60
30.5	0.97	46.5	1.54	62.5	2.08	78.5	2.62
31.0	0.99	47.0	1.55	63.0	2.10	79.0	2.63
31.5	1.01	47.5	1.57	63.5	2.11	79.5	2.65
32.0	1.03	48.0	1.59	64.0	2.13	80.0	2.67

附表 21　百分率、概率单位和权重系数对照表

%	0	1	2	3	4	5	6	7	8	9
0	—	2.67	2.95	3.12	3.25	3.36	3.45	3.52	3.59	3.66
	—	0.071	0.121	0.159	0.194	0.225	0.252	0.276	0.301	0.322
10	3.72	3.77	3.83	3.87	3.92	3.96	4.01	4.05	4.08	4.12
	0.343	0.360	0.379	0.395	0.412	0.425	0.442	0.455	0.467	0.478
20	4.16	4.19	4.23	4.26	4.29	4.33	4.36	4.39	4.42	4.45
	0.490	0.500	0.512	0.520	0.529	0.540	0.548	0.555	0.563	0.570
30	4.48	4.50	4.53	4.56	4.59	4.61	4.64	4.67	4.69	4.72
	0.576	0.581	0.587	0.593	0.599	0.602	0.608	0.612	0.615	0.618
40	4.75	4.77	4.80	4.82	4.85	4.87	4.90	4.92	4.95	4.97
	0.622	0.627	0.627	0.629	0.631	0.633	0.634	0.685	0.636	0.636
50	5.00	5.03	5.05	5.08	5.10	5.13	5.15	5.18	5.20	5.23
	0.637	0.636	0.636	0.635	0.634	0.633	0.631	0.629	0.627	0.624
60	5.25	5.28	5.31	5.33	5.36	5.39	5.41	5.44	5.47	5.50
	0.622	0.618	0.615	0.612	0.608	0.602	0.599	0.593	0.587	0.581
70	5.52	5.55	5.58	5.61	5.64	5.67	5.71	5.74	5.77	5.81
	0.576	0.570	0.563	0.555	0.548	0.540	0.529	0.520	0.512	0.500
80	5.84	5.88	5.92	5.95	5.99	6.04	6.08	6.13	6.18	6.23
	0.490	0.478	0.467	0.455	0.442	0.425	0.412	0.395	0.379	0.360
90	6.28	6.34	6.41	6.48	6.55	6.64	6.75	6.88	7.05	7.33
	0.343	0.322	0.301	0.276	0.252	0.225	0.194	0.159	0.121	0.071

附表 22　0% 或 100% 反应率的概率单位近似值和权重表

动物数(n)	概率单位 0%	概率单位 100%	权重(W)	动物数(n)	概率单位 0%	概率单位 100%	权重(W)
1	3.36	6.64	0.53	18	2.41	7.59	2.24
2	3.13	6.87	0.82	20	2.38	7.62	2.32
3	3.00	7.01	1.02	24	2.32	7.68	2.46
4	2.90	7.10	1.19	25	2.31	7.69	2.50
5	2.82	7.18	1.32	30	2.26	7.74	2.66
6	2.76	7.24	1.44	40	2.17	7.83	2.90
7	2.71	7.29	1.54	50	2.10	7.90	3.10
8	2.67	7.33	1.63	60	2.05	7.95	3.25
9	2.63	7.37	1.72	70	2.01	7.99	3.39
10	2.60	7.40	1.81	80	1.97	8.03	3.52
12	2.54	7.46	1.93	90	1.93	8.07	3.64
15	2.47	7.53	2.10	100	1.90	8.10	3.75

（王国芳，顾　磊）